全新
升级版

# 养肝就是养命

胡立明 ◎ 主编

北京中医药大学东方医院主任医师
中央电视台《健康之路》栏目组特邀专家
北京人民广播电台《乡村之声》栏目组特邀专家
《健康时报》特邀专家

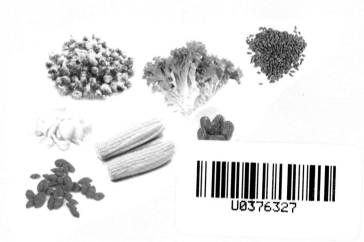

U0376327

吉林科学技术出版社

图书在版编目（CIP）数据

养肝就是养命：全新升级版/胡立明主编. --长
春：吉林科学技术出版社，2021.9
ISBN 978-7-5578-8025-5

Ⅰ.①养… Ⅱ.①胡… Ⅲ.①柔肝－基本知识
Ⅳ.①R256.4

中国版本图书馆CIP数据核字(2021)第088670号

# 养肝就是养命（全新升级版）
**YANG GAN JIU SHI YANG MING（QUANXIN SHENGJI BAN）**

| | |
|---|---|
| 主　　编 | 胡立明 |
| 出 版 人 | 宛　霞 |
| 责任编辑 | 张延明 |
| 全案制作 | 悦然文化 |
| 幅面尺寸 | 165 mm×235 mm |
| 开　　本 | 16 |
| 印　　张 | 12.5 |
| 页　　数 | 200 |
| 字　　数 | 200千字 |
| 印　　数 | 1-7 000册 |
| 版　　次 | 2021年9月第1版 |
| 印　　次 | 2021年9月第1次印刷 |

| | |
|---|---|
| 出　　版 | 吉林科学技术出版社 |
| 发　　行 | 吉林科学技术出版社 |
| 地　　址 | 长春市福祉大路5788号 |
| 邮　　编 | 130118 |
| 发行部电话/传真 | 0431-81629529　81629530　81629531 |
| | 81629532　81629533　81629534 |
| 储运部电话 | 0431-86059116 |
| 编辑部电话 | 0431-81629516 |
| 印　　刷 | 吉林省创美堂印刷有限公司 |

| | |
|---|---|
| 书　　号 | ISBN 978-7-5578-8025-5 |
| 定　　价 | 39.90元 |

# 前言

"心肝宝贝"是人们时常提及的口头禅，足见肝脏对于人体健康的重要性。中医古籍《黄帝内经》这样描述肝——"肝者，将军之官，谋虑出焉"。意思就是，肝脏是人体中的大将军，有谋略、有韬晦，可以协调脏腑，维护健康。

肝脏管理着人体气、血、水的流通；同时，肝脏还是人体的排毒工厂，吃进去的有毒物质，体内产生的毒素、废物等都必须依靠肝脏来解毒。一旦肝脏受损，身体中的各个器官都无法正常工作，疾病就会乘虚而入。因此，中医讲，百病之源，根在肝脏。

在生活中，伤肝的事情有很多：抑郁、过劳、发怒、喝酒、吃药过频……都是破坏肝脏健康的"隐形杀手"。肝脏是个"沉默的器官"，它只知道不停地工作。很多时候，当人们感觉到肝出了问题时，病已经不轻了。

肝脏受到侵害，会出现哪些问题呢？如果肝功能失常，肝气郁结，气血的运行就会受到影响，导致气滞血瘀而出现冠心病、高血压、脑卒中等；肝疏泄失常除了影响身体健康，还会影响人的情绪，使人急躁易怒、心中烦闷。

可见，保持身心健康，首要任务就是对肝进行悉心呵护。保养我们的肝，除了养成良好的生活习惯外，还须掌握必要的养肝、护肝知识。基于此，我们编写了《养肝就是养命（全新升级版）》这本书。

全书共8章：第1章，主要介绍养肝常识，让您把肝了解得明明白白；第2章，教给您从身体的细微变化中，学会给肝做"体检"；第3章，介绍养肝、护肝的特效食材和中药材，并搭配养肝食谱，向嘴巴要健康；第4章，介绍养肝特色运动，只需身体动一动，肝脏功能就能显著增强；第5章，介绍身体自带的特效"养肝妙药"，平时在特效穴位上按按捏捏，不花一分钱就能使肝百病难侵；第6章，结合男女不同的特征，分别送上贴心的肝脏养护方案，让男人身强力壮、女人不受妇科病困扰；第7章，介绍四季养肝妙法，陪您平安度过春秋冬夏；第8章，针对一些肝部常见疾病，献上详细的防治调理方案，不做肝病预备军。

愿您在此书的指导下，掌握有效的养肝方法，给您的生活注入健康正能量！

# 第 1 章　你对肝的了解有多深

# 第 **2** 章　自己做体检，肝病早发现

# 第 **3** 章　吃对喝对，肝就不受累

# 第 **4** 章　身体动一动，肝就不受伤

# 第**5**章 身体自带妙药，养肝不用花钱

掐按三阴交：补肝养血

# 第6章 男养肾、女养颜，都要先养肝

# 第7章 春夏秋冬，顺着季节去养肝

# 第8章 对症养肝，不受肝病困扰

## 附录 | 只有医生知道的养肝中成药

第

**1**

章

# 你对肝的
# 了解有多深

# 肝：人体的"中央银行"

## 明明白白你的肝

肝脏是人体物质代谢的主要器官之一，对维持机体的正常生理活动具有重要作用。我们的心脏能够有力、有规律地跳动，血管不断地流动着新鲜血液，吃的食物可以被消化、吸收，大小脑可以保持正常的功能，肌肉能保持结实、有弹性，这一切都依靠肝脏。

## 肝脏的位置

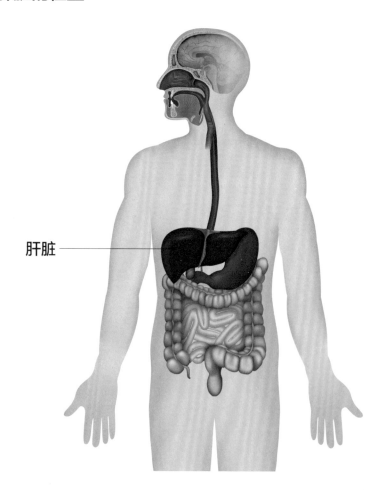

肝脏

## 肝脏的构造

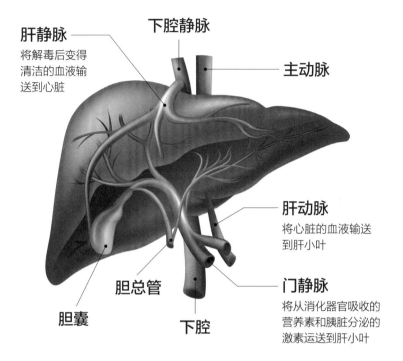

**肝静脉**
将解毒后变得
清洁的血液输
送到心脏

**下腔静脉**

**主动脉**

**肝动脉**
将心脏的血液输送
到肝小叶

**门静脉**
将从消化器官吸收的
营养素和胰脏分泌的
激素运送到肝小叶

**胆总管**

**胆囊**

**下腔**

## 肝脏的功能和功能异常时的危害

### 代谢

肝脏承担着代谢功能，即通过化学反应将食物中得到的三大营养素——蛋白质、糖类（碳水化合物）、脂质，分解、合成、储藏为身体必要的物质。代谢需要大量的维生素，因此肝脏也是临时储存维生素的"储藏库"。如果肝脏的代谢功能失常，身体吸收营养的功能就会下降。

### 解毒

肝脏是人体的主要解毒器官，它可保护机体免受损害。如果肝脏解毒功能出现严重障碍，那么没被分解的氨等有害物质就会循环到脑部，有时会引发昏睡等意识障碍，称为"肝性脑病"。

### 胆汁分泌

胆汁是有助于吸收脂质和脂溶性维生素的消化液。肝脏会产生胆汁，然后将其运送至胆囊后保存下来，在胆囊内浓缩后被排放到十二指肠当中。

如果肠道菌群失调，肠道细菌导致胆汁中引发癌症的次级胆汁酸增加，致使患大肠癌的可能性提高了。

# 肝：将军之官，主谋断

## 肝是人体的"大将军"

中医把人体的肝比喻成一个有勇有谋的将军，人体的健康卫士。肝为什么被称作人体的"将军"呢？

将军，将，帅也；军，包围也，兵车也。将军统率兵马之位。谋，思虑难事；虑，思。肝藏血，主疏泄，是全身气机升降与调畅的中心，同时还是贮藏和调节血量的重要器官。因为将军主管的是军队，而肝脏在人体中也负有提供动力支持的重要职责，从这个意义上来说，将军与肝有一种谋合，所以肝被称为"将军之官"。

肝在人体中做的是捍卫周身，保护君主——心，平叛诸乱（解毒）的"将军"。同时，肝主谋断。因此，如果一个人的肝脏出了问题，那这个人的思维也会有问题，其表现就是犹豫不决，处事失于严谨。

## 肝主疏泄

肝主疏泄。疏，是疏通、畅达的意思；泄，指排泄、宣泄。肝主疏泄，主要体现在以下两方面。

### 肝疏通人体气机

肝疏通的是人体的气机，气的升降出入运动，是人体生命活动的根本。没有了"气"，生命就此终结。中医认为："凡脏腑十二经之气化，皆必借肝胆之气化以鼓舞之，始能调畅而不病。"这句话是说，只有肝气升发、气机调畅，人的十二经脉气血才会充盛，表现为心情舒畅、精神焕发、善于谋虑，思维与动作敏捷，可谓气顺、心顺、身体顺。

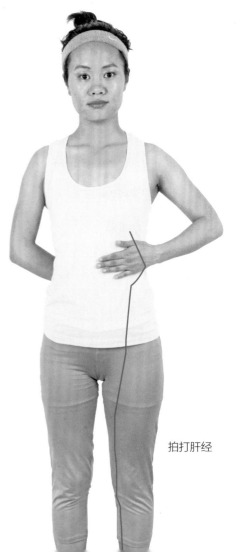

拍打肝经

### 肝宣泄人体的郁气

因为肝气易郁，任何情志的刺激都会造成肝气郁而不畅、疏泄失常，从而导致气郁或气逆。气是血的源头，气行则血行，气不好，人体血液就不流畅，血管容易堵塞，引起血瘀、血溢等多种病变。所以，爱生气的人容易发生脑卒中、痛经、闭经、乳房胀痛、头涨头痛等疾病。

所以，中医认为"善于调肝乃善治百病"。保肝的关键就是要疏肝，我们平时可以多拍打肝经和胆经，就能使气血顺畅流通。

## 肝主藏血

中医认为："人卧血归于肝。"这个道理很简单，肝脏的一动一静，维持着自身的阴阳平衡。当人体活动剧烈或情绪激动时，肝所储藏的血液通过肝气的升发向外输布，以供机体需要。

### 良好的睡眠可养护肝血

当人体处在睡眠状态或情绪稳定时，身体对血的需求量会相对减少，部分血液便又归藏于肝，以濡养肝。一方面，制约肝的阳气而维持肝的阴阳平衡、气血调和，因为阳气升发太过，血不归位就会溢出来；另一方面，肝不藏血，肝血不足，就容易出现血虚失养的病理变化，如两目昏花干涩、肢体麻木、伸屈不利及女性月经量少等。所以，睡眠对养肝来说十分重要。

### 按揉血海穴养肝护肝

要使肝的储藏血液和调节血量的生理功能不受影响，可以每天用拇指按揉血海穴 3~5 分钟，有养肝护肝的功效。

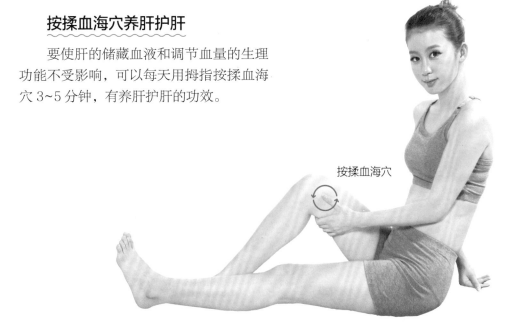

按揉血海穴

# 五脏是兄弟，肝好五脏安

## 养好肝，五脏安

肝藏血，可以滋养体内五脏六腑，维持各脏腑器官的正常功能活动。如果肝血充盈，各脏腑器官得以充分滋养，机体就会保持健康。如果肝脏受损，其他脏腑也会受牵连。因此说，肝是其他脏腑的好兄弟，要养生，就养肝，养好肝，五脏六腑才能和谐，身体才能健康，生命活动才能正常进行。

肝脏能够分泌胆汁，以支持脂肪消化，该功能是否正常和胆的健康与否密切相关。中医理论有"肝肾同源"的说法，其中肝藏血，而肾藏精，精血间能够相互化生、相互为用。如果肝血亏虚、肝失疏泄，就会影响肾藏精的功能。

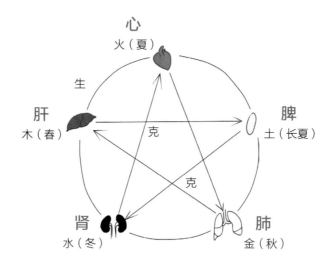

中医五行学说认为，肝属木，而"肝木克脾土"。如果肝的生理功能发生异常，那么就会导致脾胃失和。此外，肝的生理功能不正常，也会影响到心、肺功能的正常发挥。下面，我们就来看看肝病对其他脏腑的影响。

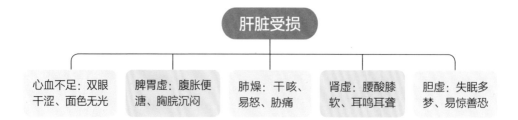

# 心肝宝贝：肝血充足心才安

有个词语叫作"心肝宝贝"，把最心爱的人比喻成心肝，说明对自己的重要性。从医学角度说，心和肝的确是人体中很重要的两个宝贝。心为五脏之首，中医称心为"君主之官"，心肝之间相互配合、相互依存。

## 心主血脉，肝藏血

肝脏所藏的血液，经由心脏输送到全身各处，维持五脏的正常活动。心脏在行血功能正常的情况下，血流顺畅，肝脏才有所藏。肝脏藏血充盈，能够自如调节血量，心脏才有所主。

## 心藏神，肝主疏泄

心藏神，统管精神、思维活动。肝主疏泄，调节情志、心理活动。二者相互依存，共同维持正常的精神、情志活动。若心肝功能失调，情志就会出现异常，发生心悸、心烦、失眠等症状。

### 养心又补肝的食物

| 谷物 | 蔬菜 | 水果 | 肉类 | 水产 | 其他 |
|---|---|---|---|---|---|
| 薏米 | 番茄 | 苹果 | 猪瘦肉 | 鲫鱼 | 枸杞子 |
| 黑芝麻 | 菠菜 | 西瓜 | 猪血 | 带鱼 | 百合 |
| 黄豆 | 胡萝卜 | 桂圆 | 乌鸡 | 鲈鱼 | 当归 |
| 绿豆 | 洋葱 | 山楂 | 羊肉 | 草鱼 | 蜂蜜 |

# 肝脾相连：肝脾失和，气血不足

《黄帝内经》中称脾为"仓廪之官"，负责补充身体的能量，与肝相互为用。

## 肝脾之间的关系主要是疏泄与运化，藏血与统血

脾为人体气血生化之源，脾的运化离不开肝的疏泄，肝的藏血又需要脾化生的气血来供养。只有脾气健旺、生血有源，肝才有所藏，肝血才会充足。肝血充足便可以正常疏泄，能够促进脾的运化，发挥脾统血的功效。

## 肝脾失和会得什么病

肝与脾相互配合，共同维持血液统藏。如果肝脾失和，则气血流通不顺畅，会出现呕血、瘀血、鼻出血等症状。

### 养肝又补脾的食物

| 谷物 | 蔬菜 | 水果 | 肉类 | 水产 | 其他 |
|------|------|------|------|------|------|
| 糯米 | 韭菜 | 梨 | 猪肝 | 鲫鱼 | 枸杞子 |
| 黑米 | 大蒜 | 葡萄 | 猪瘦肉 | 鲤鱼 | 决明子 |
| 高粱 | 芥菜 | 猕猴桃 | 鸭肉 | 鲈鱼 | 当归 |
| 燕麦 | 洋葱 | 柑橘 | 牛肉 | 草鱼 | 黄芪 |
| 黄豆 | 香菜 | 芒果 | 兔肉 | 黄鳝 | 党参 |

# 肝肺同治：清肝肺自安

肺主肃降，《黄帝内经》中称肺为"相傅之官"，与肝的关系主要表现在气血的升降运行方面。

## 肝肺相和，人体气机才能正常运动

肺在五脏中位置最高，其气以下行清肃为顺。肝气主升发，肺气主肃降。肝气升肺气才能降，肺气降肝气才能升，肝肺安和，升降得宜，人体气机的正常运动才得以保证。

## 肝肺协调，人体气血正常运行

肝藏血，调节人体血量；肺主气，掌管一身之气。肺主气功能的正常发挥需要血的滋养，肝向全身各处输送血液需要气的推动。所以，肺与肝相互协调，共同维持人体气血的正常运行。如果肝肺功能失调，就会使人体气血运行不畅。

### 养肝又补肺的食物

| 谷物 | 蔬菜 | 水果 | 肉类 | 水产 | 其他 |
|---|---|---|---|---|---|
| 糯米 | 洋葱 | 猕猴桃 | 猪肺 | 带鱼 | 木耳 |
| 大米 | 百合 | 梨 | 鸡肉 | 鲤鱼 | 玉竹 |
| 薏米 | 鲜藕 | 香蕉 | 鸭肉 | 鲈鱼 | 枸杞子 |

# 肝肾同源：养肝就是养肾

肝肾之间的关系十分密切，有"肝肾同源""精血同源"之说。

## 肝血旺，则肾精充实

肝藏血，肾藏精，精能生血，血能化精。肝血有赖于肾精的资助，肾精足则肝血旺；肾精亦有赖于肝血的滋养，肝血旺则肾精充实。

## 肝肾受损会引发哪些疾病

如果肝血不足会引起肾精亏损，同样，如果肾精亏损也会导致肝血不足，出现头昏、目眩、耳鸣、腰酸等问题。

## 补肝又养肾的食物

| 谷物 | 蔬菜 | 水果 | 肉类 | 水产 | 其他 |
|------|------|------|------|------|------|
| 黑米 | 韭菜 | 桑葚 | 牛肉 | 虾 | 核桃 |
| 黑豆 | 芋头 | 荔枝 | 羊肉 | 淡菜 | 何首乌 |
| 黑芝麻 | 胡萝卜 | 葡萄 | 驴肉 | 鲈鱼 | 枸杞子 |
| 高粱 | 荸荠 | 樱桃 | 鸡肝 | 蛤蜊 | 茯苓 |

# 轻松看懂与肝有关的中医名词

## 肝经：一经贯通众器官

肝经就是足厥阴肝经，它与肝脏直接相关，是人体十二经脉之一。我们时常听到"肝经风热""肝经受寒"等症状描述。肝经和眼睛相连接，因此"肝经风热"体现在眼睛上；肝经也从乳房经过，环绕生殖器官，因此这两个器官的疾病都和肝经联系紧密。此外，胁痛、眩晕、黄疸等肝炎所表现出的症状也与肝经有直接联系。

 肝经风热症状 ⟹ 眼睛发红刺痒、流泪过多甚至流脓

 肝经受寒症状 ⟹ 女性月经延后、量少、经血呈暗黑色并夹带血块

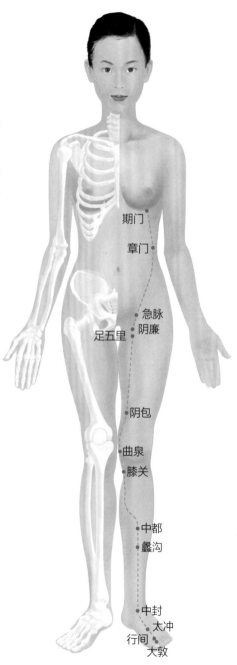

期门
章门
急脉
阴廉
足五里
阴包
曲泉
膝关
中都
蠡沟
中封
太冲
行间
大敦

**足厥阴肝经图**

## 肝脉：起于足趾贯全身

肝脉是指肝脏的经络循环体系，也就是肝经。肝经的循环路径是：从足背大脚趾后开始，沿第一、第二脚趾间到内踝，经过小腿内侧、膝内侧上行到大腿内侧，环绕外生殖器周围，进入小腹，经过胃两侧，连通肝胆，向上经过肺，沿咽喉后侧进入鼻咽部，然后连接眼睛，之后继续上行经前额到达头顶，连接眼睛的分支又下行，环绕口唇。若肝脏有问题，也会反映在肝脉循环体系中其他器官和组织上。

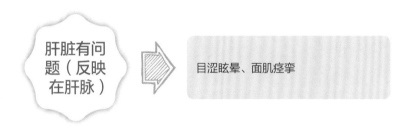

肝脏有问题（反映在肝脉） ➡ 目涩眩晕、面肌痉挛

## 肝血：一处血液供养全身

肝是人体的储血库，负责血液储存、调节血量，维持人体的正常活动，因此中医说"肝主藏血"。若肝脏出了问题，它的藏血功能可能就会出现障碍，造成肝血不足。

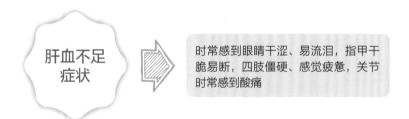

肝血不足症状 ➡ 时常感到眼睛干涩、易流泪，指甲干脆易断，四肢僵硬、感觉疲惫，关节时常感到酸痛

## 肝阴：肝脏的滋养液

肝阴就是肝的阴气，表现肝柔润的一面，中医认为肝阴与肝阳是相对的概念。眼睛、指甲、筋脉、消化系统等和肝相关的器官的滋养液都来自肝阴。所以，肝阴不足经常反映在这些器官上。肝阴不足的人一定要少吃炸鸡、羊肉串之类的燥热食物。

皮肤干燥脱屑、发红瘙痒，或者眼睛干涩刺痛，或者指甲变得软薄而且容易分离

## 肝阳：阴阳平衡，肝不伤

肝阳是指肝的某些功能活动方面的变化情况。在正常情况下，肝阳和肝阴保持相对平衡。如果阴不制阳，就会肝阳上亢。

头痛、眩晕、易怒、耳鸣、失眠

## 肝风："风"吹神经，肌肉抽动

中医学的"肝"，除了西医讲的肝脏功能之外，还与神经和肌肉系统有关系。肝风其实就和自然界的风一样，肝风太大，肝脏连接的神经肌肉、血压等就会受影响，最常提到的病症就是"肝风内动"。

头痛眩晕，眼皮不停地抽动，脸部抽搐，脖子紧绷、难以转动，四肢难以伸直或弯曲

## 肝气：维持肝脏正常活动的气

　　肝气是指人体周身流通不息的气，它可保障肝脏正常活动。如果人的情绪受了刺激，肝气循环不畅，就会出现郁结。通俗一点来说，就是心情郁闷、生气了。通常，肝气郁结在身体哪个部位，哪里就会感觉闷，或者痛、胀。爱生气、肝气郁结的人，要学会调整自己的情绪，以平和的心态为人处世，平时不要生闷气。

  感觉胸口闷、睡眠质量差、没有胃口等

肝气郁结症状

## 肝火：火气大，情绪差

　　肝气长期在体内郁滞，很容易转化成肝火。要养成良好的作息规律，每晚11 点前入睡，这样肝脏就可正常休息了，保持心情放松也能有效预防肝火过旺，还可以喝平肝息火的菊花茶。

  情绪激动、易躁易怒，眼睛红肿充血、头晕头痛，吐痰夹杂血丝、流鼻血、吐血

肝火过旺症状

# 生活小细节，养肝大智慧

## 侧身睡，更利于养肝造血

人在睡眠时，对血液的需求量减少，部分血液可以贮藏到肝脏，重新做血的滤化。如果睡眠好，就能使肝脏得到充分休息，这是养肝血最重要的一点。

中医认为，侧身睡觉更有利于养肝造血。因为肝经分布在人体躯干两侧，不管是左侧卧还是右侧卧，血都更容易归入肝经，使人安静入睡，并开始一天的造血功能。为了让侧卧更舒适，并减少对身体的压力，可以找一个枕头放在两膝盖之间，有利于放松腰背部。

## 工作中闭目养神，养肝护目两不误

现在的上班族，尤其是电脑族，上班时一直盯着电脑，下班后又盯着手机。中医认为，长期地用眼过度会损耗肝血，让眼睛变得疲劳，甚至会因为精神过度集中而影响睡眠。

### 久视伤血：眼睛和肝脏联系很紧密

《黄帝内经》中提及的"五劳所伤"里有一伤是"久视伤血"，这里的"血"指的就是肝血。

眼睛和肝脏联系很紧密，中医认为，"肝藏血""肝开窍于目"，双眼只有受到血的供养才能看清物体，而过度用眼，则会使肝血亏虚，眼睛就会变得干涩。

## 闭目养神也养肝

经常用眼的人除了伤肝之外，也很耗神。适当地闭目养神，可以很好地缓解疲劳、促进睡眠，而且对于养肝造血也有一定的帮助。因此，上班族可在工作一小时后，适当地闭目养神。

具体做法是：轻闭双眼，用两手大拇指在眼内角向外擦 24 次，或两手四指并拢，以指面在两目上向外轻轻按摩 24 次，再向内转按摩 24 次。

经常用眼的上班族，除了需要注意用眼卫生，还可通过护肝来养血。平时，可适当吃些猪肝、鸡肝等动物肝脏，同时补充牛肉、鲫鱼、菠菜、荠菜等富含维生素的食物。

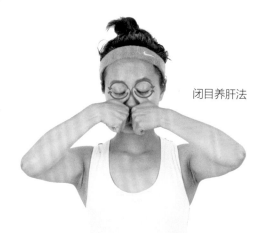

闭目养肝法

# 久坐伤肝，适当活动身体健康

中医认为，"久坐易伤肝肾"，如果伤及肝肾，就会出现手脚凉、颈椎和腰椎不适、关节痛、记忆力减退、尿频、大便不正常、内分泌失调等一系列疾病。

## 关节、肌腱、韧带属于肝系统，是肝脏疏泄的重要通道

经常坐在电脑、电视前，坐在汽车里不动，会使许多人关节肌腱韧带僵硬，失去柔韧灵活，使肝的疏泄的通道不畅通。因此，很多人都会觉得越是坐得时间长，越是不运动，人就越会心情郁闷、脾气暴躁。

## 久坐的人宜喝普洱枸杞子茶

对长时间坐在电脑、电视前的人来说，要适当换个姿势活动一下，按摩一下眼睛。还可以取枸杞子10克、普洱茶少许，泡杯普洱枸杞子茶饮用，这能够缓解久坐对肝的损伤。

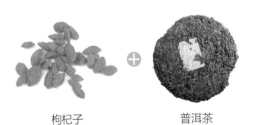

枸杞子　　　　普洱茶

普洱枸杞茶：久坐者养肝的最佳饮品

# 每天泡泡脚，养肝减疲劳

民间认为："热水洗脚，胜吃补药。"用热水泡脚，可以增强肝功能，从而增强体质。

通常，泡脚的水温不宜过热，也不能太凉，以40℃左右为宜。水温过高不仅容易破坏足部皮肤表面的皮脂膜，使角质层干燥、皲裂，还可能使足部血管过度扩张，使血液更多地涌向下肢，会使大脑、心脏等器官供血不足。体质虚弱的人还可能会因脑部供血不足而头晕，甚至昏厥。

每晚7~9点是泡脚的最佳时间。此时正是肾经气血最衰弱的时候，选择在这个时候泡脚，足底血管会因为温水的刺激而扩张，有利于活血，从而加速全身血液循环，达到滋养肝肾的目的。

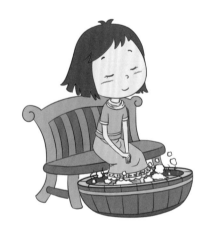

常用热水泡脚，胜吃补肝药

## 没事梳梳头，不易早生华发

中医认为，头发的养分来自于肝脏。经常梳头，有助于通畅血脉，不易早生华发。

多梳头可以疏通经络，起到滋养和坚固头发、健脑聪耳、散风明目、防治头痛的作用。梳头时全头都要梳到，不论头中间还是两侧都应该从额头的发际一直梳到颈后的发根处。每个部位梳 30 次以上，以自己感觉舒服为准。梳子则以牛角梳、玉梳、木梳为好。

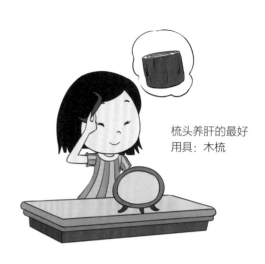

梳头养肝的最好
用具：木梳

## 最好的养肝手段：晚上 11 点前入睡

充足的睡眠对养肝护肝很有好处。明代养生家陈继儒说过："睡是眼之食，七日不眠，眼则枯。"意思是说，睡眠时眼睛得以补养。中医认为"肝开窍于目"，养眼就是养肝。

凌晨 1:00~3:00 点是肝经"值班"的时间，这个时段是养肝的最佳时间，是肝脏最好的修复时期，所以要尽量保证晚上 11:00 前就寝。

### 养肝护肝科学睡眠时间表

| 时间段 | 脏腑状态 | 人体活动 |
| --- | --- | --- |
| 晚上 9:00~11:00 | 三焦经气血旺盛 | 听听音乐，使自己保持安静 |
| 晚上 11:00~次日凌晨 1:00 | 气血流注胆经 | 应该入睡 |
| 凌晨 1:00~3:00 | 气血流入肝经 | 继续熟睡 |
| 凌晨 3:00~5:00 | 气血流注肺经 | 当心着凉咳嗽 |
| 早晨 5:00~7:00 | 气血流注大肠经 | 上厕所的最佳时机 |
| 早晨 7:00~9:00 | 气血流注胃经 | 应该吃早餐 |

# 避开这些伤肝的事

## "怒发冲冠"，最伤的是肝

中医认为，发怒首先会伤及肝脏。在人体五脏中，肝为将军之官，主怒。所以，怒首先损伤的脏器就是肝。肝有升发疏泄的作用，主管全身气机的舒畅，怒则气机郁滞不通，不通则容易滋生百病。

《黄帝内经》中说"怒则气上"，这里的气指气机，也就是说，生气时会使气机向上。特别愤怒时，据说头发也会根根直立起来，所以有"怒发冲冠"的说法。

### 怒伤肝，会引发哪些疾病

怒伤肝，指的是大怒易导致肝气上逆，血随气而上溢，因此就会伤害肝脏。常见症状有面赤、气逆、胁痛、头痛、眩晕，严重者会出现吐血或晕厥。人发怒时，常会面红耳赤，这是气血上涌所致。

### 养肝，必须学会制怒

经常生气发怒最容易刺激肝脏，甚至导致肝脏受损，患上肝炎、肝癌。古代医书中也认为因怒气伤肝而发生的疾病有三十多种。所以，必须学会制怒。

清代大学士阎敬铭曾作《不气歌》中讲"他人气我我不气，我本无心他来气，气下病来无人替"，以此劝人学会制怒。

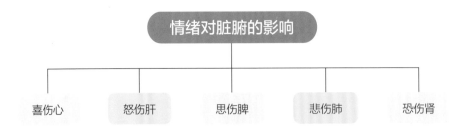

## 有泪也要轻弹：排毒养肝的妙药

有位心理医生说过，眼泪是缓解精神负担最有效的"良方"。流眼泪还能够排毒，是养肝护肝的天然法宝。所以，想哭时不要憋着，痛快地哭出来吧。

多数人在哭过后，心里会觉得舒坦很多，这是因为眼泪将肚子里的"气"发泄了出来。气不顺时最伤肝，肝气郁结，输布失常，就会成为体内一种多余的气，堆积时间一久就会转化成火，这就是中医所说的"肝火"。这种气因为脱离正常的运行轨道而在体内横冲直撞，造成身体不同程度的损伤。

眼泪可以将这种运行紊乱的气带出身体，减少肝脏的负担。所以说，流眼泪也是一种排毒养肝的方法。

# 抽烟伤肺又伤肝

古人说"久服则肺焦"，意思是长时间吸烟的人，他的肺会被烟熏焦。因为烟被吸入人体之后，烟草中含有的尼古丁等有毒物质能够引发肺部疾病。烟从鼻、喉进入人体，所以吸烟还会伤害人的呼吸道。

实际上，吸烟不仅伤害到肺，还会伤到肝。吸烟会增加患肝癌的概率。这是为什么呢？

## 吸烟会加重肝脏负担

肝脏是人体的"化工厂"，人体所吸收的各种物质的转化、合成都是由肝脏完成的。肝脏也是人体最大的解毒器官，对来自体内外的各种毒物以及体内的某些代谢产物具有转化作用。通过新陈代谢将这些毒素彻底分解或以原形排出体外，这种作用也被称作"解毒功能"。经常吸烟会影响肝脏的脂质代谢作用，使血中脂肪增加，使良性胆固醇减少，恶性胆固醇增加，从而给肝脏增加负担。

## 吸烟容易引发肝脏癌变

国外一项关于吸烟对肝癌影响的调查显示：每日吸烟超过 10 支的人患肝癌的概率是 75%，烟龄超过 5 年的人患肝癌的概率是 79%。由此可见，吸烟容易造成肝脏癌变。

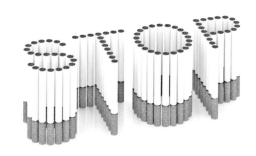

## 烟雾中的有害物质可能伤害肝脏

烟草燃烧后所产生的烟雾中含有多种有害物质，吸入人体以后可能会伤害肝脏。因此说，过度吸烟就是在"透支"肝细胞，会累坏肝脏。

## 长期过量饮酒易伤肝

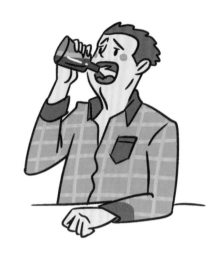

对于饮酒，很多人总觉得自己能喝、没醉就可以，却不知已经伤了肝。

因为酒中的乙醇进入人体后，对肝细胞的损害很大，它不仅会干扰肝的正常代谢，甚至会引发酒精性肝炎及肝硬化。中医认为，肝经围绕人的生殖器循行而过，所以大量饮酒还会影响人的性功能和生殖功能。因此，为了使肝不受损伤，还是要少喝酒为宜。

## 胖人先胖肝：体重超标要小心"脂肪肝"

据统计，我国脂肪肝患者约 1.2 亿人，脂肪肝成为中国第一大肝病。为什么会有如此庞大的脂肪肝患者群体呢？美国一项研究报告似乎给出了答案：中国人的腰围增长速度为世界之最！肥胖人口达 3.25 亿人。

### 重度肥胖者绝大多数有脂肪肝

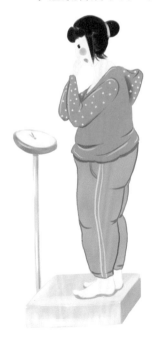

大量流行病学调查表明，肥胖是导致肝功能异常的主要原因，75% 以上的转氨酶增高与肥胖有关。50% 的肥胖者肝内脂肪沉着严重，重度肥胖者绝大多数有脂肪肝。在肥胖性脂肪肝的形成过程中，腰围增粗、近期体重迅速增加、长期肥胖被认为是三大主因。

### 肥胖者要密切关注肝功能

肥胖者要密切关注肝功能，因为肝功能异常是脂肪肝、糖尿病和高脂血症等疾病的重要诱因。尤其是脂肪肝，如果不加以重视，很可能发展成为慢性肝炎、肝纤维化，甚至肝硬化，严重影响肝脏功能。

### 应对肥胖和脂肪肝：控制体重，保肝护肝

"会吃多动"是最基本的准则。"吃"应遵循"三低一高"，即低糖、低脂、低胆固醇和高纤维素；"动"则应强调坚持循序渐进的有氧运动。

# 肝病多是"熬"出来的

熬夜，不仅会让人出现黑眼圈、鱼尾纹，还会增加肝脏的负担。熬夜玩电脑、看电视、玩手机，第一个受累的就是肝脏。因为在这个时间段，人体的血液都供应给了脑部、心脏和四肢肌肉，相对的内脏血液供应就会减少，导致肝细胞缺氧，肝脏得不到充分的休息和血液供应，体内代谢废物堆积，就增加了肝脏的负担。因此，大多数的肝脏疾病都是"熬"出来的。"夜猫子"养肝，需要注意以下几个方面。

## 千万别错过肝脏最好的休息时间

晚上 11 点到次日凌晨 1 点，是肝脏最好的休息和修复时间，千万别错过；如果要熬夜加班，也尽量在 12 点之前睡觉。

## 多喝水

多喝水可以促进胆汁分泌，减少代谢产物和毒素对肝脏的影响。

## 饮食平衡

熬夜后多吃含 B 族维生素的食物，如谷物类、动物肝脏、豆类、新鲜蔬菜等，并适当补充维生素 C、维生素 E 等。

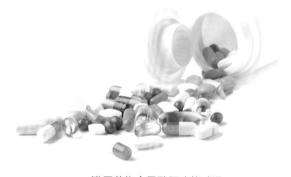

## 适量运动

适当做运动，可以怡情养肝，防治肝病。

滥用药物会导致肝功能减退

# 滥用药物损伤肝功能

肝脏的解毒功能很强大，同时，肝脏的新陈代谢也最旺盛。正因为肝脏的代谢有解毒、消毒、降毒、减毒的功效，被人们吃进肚子里的食品添加剂、酒精、药物、烟尘等有害物质才不会严重威胁人们的身体健康。但如果人总是过度服药，总有一天肝会吃不消。

防病吃保健药品，没病吃补药，减肥吃药，美容还要吃药。但"是药三分毒"，哪怕是对症药物，也要先由肝进行代谢、解毒，这会让肝十分疲劳。滥用药物会导致肝功能减退。所以，切忌滥服药。

## 零食吃多，伤肝不浅

中医认为，肝很容易出现燥热、亢奋状态，需要肝血的柔润来克制肝的刚强之性。因此在调理肝脏时要养护肝血，用以疏肝理气。食用零食后，会加重身体的燥热，大量消耗阴血，从而对养肝不利。

### 容易伤肝的高脂肪零食

| 食物 | 脂肪含量<br>（每100克可食部分含量） |
|---|---|
| 方便面 | 21.1克 |
| 香肠罐头 | 28.1克 |
| 麻花 | 31.5克 |
| 曲奇饼干 | 31.6克 |
| 焦圈 | 34.9克 |
| VC饼干 | 39.7克 |
| 腊肠 | 48.3克 |
| 马铃薯片 | 48.4克 |

很多零食虽然香甜可口，但都是"肝脏杀手"，经常食用就会跳进伤肝的陷阱。备受欢迎的巧克力、糖果、糕点等甜食如果食用太多就会伤及脾胃，影响食欲，还会影响气血的化生，从而不利养肝。而且吃太多甜食还容易造成体内脂肪增加，加重患脂肪肝的危险。食用酥脆可口的炒货、饼干等烘烤食物后，会让人口干舌燥，加

重体内津液的消耗，助火生热。而肝如果失去津液的滋养，很容易出现肝火盛的情况，让人出现口干口苦、眼睛红肿等症状，这对肝也很不利。

罐头、方便面、香肠等食物，也是肝脏的一个"大麻烦"。虽然这些食物吃着方便，却含有很多对人体不利的防腐剂，这对肝脏是个很大的负担。

因此，为了肝的健康，请你远离那些诱人的零食。

## 冰激凌很解暑，也很伤肝

冰激凌中最主要的成分是植物奶油，而且奶油含量越多，冰激凌就越高档、越美味。植物奶油是植物油加水经过氢化做成的，在氢化过程中，会产生许多的反式脂肪酸。可见植物奶油并不是天然的，植物奶油被人体摄入后，人体没办法马上将其代谢掉，时间一长就会在体内积聚过多，使人患肥胖、脂肪肝、冠心病的概率大大增加。

当然并不是说不能吃冰激凌，而是吃冰激凌要掌握一定的原则。

1 并不是所有人都能吃冰激凌。糖尿病、肠胃炎、肠胃功能紊乱及肝病患者都不适合吃冰激凌，否则会加重病情。

2 不要吃太多冰激凌。每人每天吃冰激凌的量不应超过一支。

3 吃冰激凌不要太快。冰激凌吃得越快，对胃肠道刺激越大。

第
② 
章

# 自己做体检，
# 肝病早发现

# 五官会说话：
# 察"颜"观色识肝病

## 眼睛干涩、无神：肝血不足惹的祸

中医认为，肝的生理功能正常与否和眼睛视觉功能的正常与否密切相关。肝的功能正常与否，通常先通过眼睛体现出来。

### 眼干、眼涩、眼疲劳等问题都与肝脏有密切关系

因为肝的经脉从脚开始，沿下肢内侧上行到腹部，再由内在的脉络进一步和眼睛联系。深藏在身体内部的肝脏通过经络通道，将养分输送给眼睛。这样，我们的眼睛才会炯炯有神。也就是说，只有肝的精血循着肝经上注于目，才能发挥眼睛的视觉功能。

肝血充足，两目就能发挥其视物辨色的功能；肝血不足，两目失去血的濡养，就会出现视物模糊、夜盲等症状；肝阴亏损，就会出现眩晕眼花、两目干涩、视力减退的症状；肝火上炎，就会导致目赤肿痛的症状。

### 多吃动物肝脏，有助于养眼护眼

因此，我们平时一定要认真保养眼睛。因为眼睛休息不好，肝脏也休息不好。平常可多吃些猪肝、鸡肝等动物肝脏，还可以用枸杞子、菊花泡水喝。枸杞子可以滋补肝肾、益精明目，菊花可以清肝火、明目。

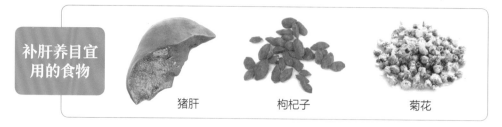

补肝养目宜用的食物

猪肝　　　　枸杞子　　　　菊花

## 口唇青紫：肝郁血瘀的信号

血瘀是指中医辨证中的一种证型，即血液运行不畅，有瘀血。通常来说，凡是离开经脉之血如果不能及时消散而瘀滞于某一处，或血流不畅，运行受阻，瘀积于经脉或器官内呈凝滞状态时，都被称为血瘀。

其中，肝郁血瘀者常见的症状有：口唇青紫、舌紫暗或有斑点、两胁胀痛或刺痛，或者是胁下、少腹有肿块，刺痛拒按，女子通常伴有经血不畅以致痛经、闭经等症状。

在这些症状中，口唇青紫是较为典型的信号。根据中医五行理论中的肝主青原理，如有肝郁血瘀，表现在口唇等皮肤上的就是青紫色。

调理肝郁血瘀，平时可多摄入一些黄豆、黑豆、海带、油菜、紫菜、胡萝卜、金橘、橙子、山楂等，这些食物具有活血、散结、行气、疏肝解郁的功效。另外，要尽量少吃油腻、寒凉的食物。

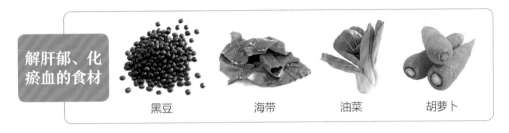

解肝郁、化瘀血的食材

黑豆　　　　海带　　　　油菜　　　　胡萝卜

## 口中发苦：多是肝胆有炎症

中医学认为的口苦，主要是因为肝气不通畅引起的。肝气不畅，郁滞的肝气会转化为肝火。肝火旺盛可能会影响到脾胃的功能，使气血化生不足，人就会缺乏食欲。吃不进东西，缺乏营养，时间一久便会导致气血亏虚。

肝胆互为表里，肝火很容易传给胆。肝脏制造胆汁后会储藏在胆囊中，人吃进东西，胆囊中的胆汁会流入肠道中，促进消化与吸收。当肝火过旺时，一部分胆汁会被逼流进胃中，而胃和口相通，人就会觉得口苦。

对于肝功能异常引起的口苦，可服用保肝药物，比如当归、白芍、薄荷等。饮食以清淡为主，要忌食辛辣、油炸、烧烤等燥热食物。

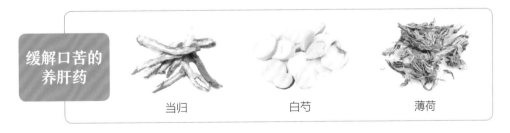

缓解口苦的养肝药

当归　　　　白芍　　　　薄荷

## 牙龈出血：可能是肝细胞损伤

肝病患者往往在清晨刷牙时发现自己的牙龈出血，有时发现在咬过的食物上留有血迹。这种出血现象在慢性肝炎患者中尤其普遍。重症肝炎患者的出血现象更严重，除了牙龈和皮肤出现瘀斑之外，还有呕血或排柏油样便，女性患者还可能出现月经过多等现象。

牙龈出血的主要原因是由于肝细胞损伤后，肝脏产生凝血因子的功能下降，继而凝血机制出现障碍。另外，肝炎患者毛细血管脆性增加也会导致出血。

一般出血的肝炎患者可服用维生素 C、维生素 K 及其他止血药。重症肝炎患者大量出血时会使病情恶化，必须及时采取抢救措施。

## 流鼻血：可能是肝火惹的祸

鼻出血的原因有很多，有局部性的，也有全身性的。如果鼻子时常出血，或伴有头痛、头晕、口干、性情急躁、眼白发红，或眼眵过多，有两胁胀痛等症状，这是肝火旺盛引起的，调理宜清泄肝火。

### 流鼻血时，先要快速止血

将头部稍向前倾，使已流出的血液向鼻孔外排出，以免留在鼻腔内干扰呼吸。可用手指在鼻翼上稍微施加压力 3~5 分钟，也可用消毒棉花蘸 0.1% 的云南白药，填塞鼻腔 10 分钟，然后轻轻将棉花取出，可有效止血。

### 因肝火上逆导致的鼻子流血患者，平时应吃一些降肝火的食物

推荐一种莲藕西瓜粥，降肝火的功效很好。取鲜莲藕榨汁 250 毫升，西瓜榨汁 250 毫升，粳米 100 克，一起煮粥，熟时加适量白糖服用，每日 1~2 次，可有效抑制肝火上逆，防止流鼻血。

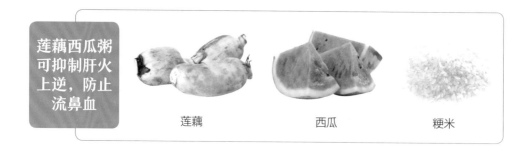

莲藕西瓜粥可抑制肝火上逆，防止流鼻血

莲藕　　　　　西瓜　　　　　粳米

## 舌两侧发红：体内肝火旺

中医通过观察人的舌头，便可从中了解一些健康信息。望舌头通常分几步进行：第一步，看舌质，是红的、淡的、紫的，还是暗的；第二步，看舌体，比如舌头是胖是瘦，有没有裂痕，是否为齿痕舌，或是裂纹舌；第三步，看舌苔，是黄苔还是白腻苔；第四步，看舌头是不是僵硬，有没有歪斜；第五步，看舌头的脉络。

有肝火时，舌质会发红，但两侧红更明显。临床上，吃龙胆泻肝丸就可以清肝火。此外，也可以喝药茶，比如用苦丁茶加上菊花、蔓荆子沏水。如果伴随脸发红，血压升高，可以用夏枯草、钩藤来泡水，具有辅助降压作用。

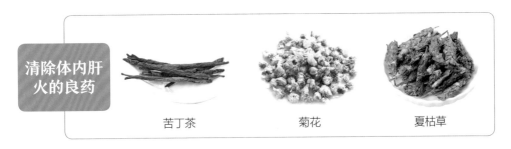

清除体内肝火的良药

苦丁茶　　　　　　菊花　　　　　　夏枯草

## 耳朵结节无光：防止肝脏生变

人常说"耳朵大的人有福"，耳朵厚大是肾气充足的表现；耳朵薄而小多为肾气亏虚。事实上，耳朵不仅和肾联系密切，几乎所有脏器的变化都能从耳朵上体现出来。

怎样从耳朵上获得肝的情况呢？耳朵红肿，多是上火的表现，常见于肝胆火旺或湿热；耳朵色淡白，多见于阳气不足；耳朵局部有结节状或条索状隆起、点状凹陷，而且无光泽，多提示有慢性器质性疾病，比如肝硬化等。

## 眼球发黄：提防乙肝

乙肝患者发病之后，会有很多症状出现，其中一个就是眼球发黄。

由于患者体内有大量的毒素存在，使血清胆红素浓度增高，这就是眼球发黄的主要原因，而血红蛋白是血清胆红素的主要来源，在肝脏的作用下能够保持相对的稳定，如果血清胆红素不在 $1.7\sim17.1\,\mu mol/L$ 的范围，就可能是黄疸，眼球发黄。除了乙肝患者会出现眼球发黄的症状外，还有很多原因会引起眼球发黄。

对于这种症状，患者不能掉以轻心，要及时到医院检查治疗。

# 身体表现异常：
# 当心肝病在潜藏

## 脸色青暗：肝病的"尾巴"露出来

中医理论认为，五脏与五色的关系是：心主赤、肺主白、脾主黄、肝主青、肾主黑。青色内应于肝，是足厥阴肝经的本色，主寒、主痛、主气滞、主血瘀、主惊风等。青色多由于体内气血运行不顺畅，经脉瘀滞导致。

如果出现面色青灰、晦暗无光，面部水肿、干涩，眼角及眼眶周围的皮肤呈青灰色，并时常伴有两胁胀痛、肝区发痛、烦躁易怒、消化不良等症状，这就提示有患肝病的可能。脸色青暗的人，要适当吃一些谷类，像黑米、糯米、高粱米等，也要适当吃一些青色及酸味食物。

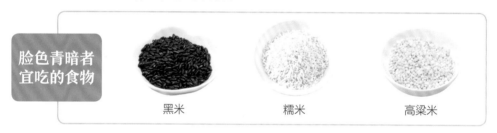

脸色青暗者宜吃的食物

黑米　　　　　　糯米　　　　　　高粱米

## 指甲易断、"月牙儿"小：缺少肝"油"的润滑

从中医角度讲，"肝，其华在爪"，意为如果肝血充足，内在的光华就会在指甲上表现出来。也就是说，指甲能体现出肝的好坏。

应该怎么看呢？一般要看指甲的生长速度、表面的色泽和外部形态。

### 肝血充盈：指甲润泽

"肝主筋"，如果肝血充盈，筋膜拥有足够的养分，指甲也会保持健康润泽；如果肝脏气血虚空，指甲上的半月痕就会消失或只有大拇指上有半月痕，指甲变得又脆又薄，甚至凹陷变形。

### 指甲易断：肝可能出了问题

如果你的指甲变得易断、"月牙儿"也变小了，说明你的肝可能出了问题。这时，除了需要补钙外，还要想法护好肝脏，以补养气血。

## 手掌充血：提防慢性肝炎

患了慢性肝炎特别是肝硬化后，在大拇指或小指根部的大小鱼际处皮肤会出现片状充血，或红色斑点、斑块，用力加压后会变成苍白色。这种与正常人不同的手掌称为肝掌。但并非出现肝掌就代表得了肝病，需要结合患者的饮酒史、代谢病史，并做体格检查、肝功能检查、B超、肝脏CT扫描等多种检查才可以断定。

## 四肢无力、眼底出血：不是肝血虚弱就是肝火过盛

肝脏不仅具有储藏血液的功能，它还能够调节血量，既能保证人体正常活动有充足的血液滋养，也能保存一部分血液。

### 疲乏无力：肝血虚弱的表现

当你感到疲乏无力，休息多长时间都不能解乏的时候，其实这是肝血虚弱带来的麻烦。肝血充足，身体各个部位才能得到足够的血液滋养，自然就不会觉得乏力。四肢能否正常工作，与肝血能不能正常释放也有关系。只有肝血充沛并顺利输送到四肢，人才能灵活自如地活动。否则，虽有足够的血液，但输送不到人体其他器官，各器官得不到养分，也就不能正常工作。

### 肝不藏血，身体就会出现异常出血症状

肝脏是人体的大血库。当身体对于血液的需求量增加时，肝脏就会释放出大量血液供身体使用，维持人体的正常活动。活动减少时血液就会流回到肝脏中。倘若肝脏调节血量的功能失常，肝不藏血，身体就会出现一些异常出血的症状，眼底出血就是其中一种。

### 肝不藏血最常见的原因：上火

体内火气太大、肝火过盛，就会使得血液从血管中溢出来。遇到这种情形，一般需要服用一些清热止血的药物，如槐花、白茅根、生地等。

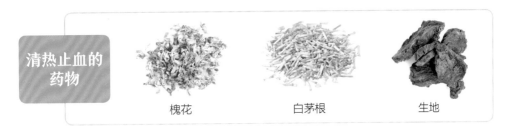

清热止血的药物

槐花　　　　　白茅根　　　　　生地

# 关节酸痛、经常抽筋：补钙，还要补肝血

中医认为，年过四十，肝气衰，筋不能动。人到中年之后，与人体筋腱所关联的疾病就逐渐多起来，经常会出现关节疼痛、手脚麻木、腰背僵硬、容易抽筋等症状，行动也不如之前灵活，有时还会患上肩周炎、颈椎病等。如果身体出现了这些状况，就要考虑是不是肝出了问题。

## 肝血充足，人才能行动自如

中医认为，"肝藏血，主筋"，意思是说人体关节的灵活运动，有赖于身体肌腱和筋膜的收缩弛张。筋脉松弛、伸缩有度，全身肌肉关节才会灵活自如。但前提是筋必须得到充分营养，而筋脉的养分又来自肝脏。因此说，一个人的肝脏功能好，肝血充盈，身体肌腱和韧带等组织才会得到滋养，筋腱才会强壮，行动才会灵活。反之，如果肝血虚弱，筋膜得不到足够的肝血滋养，就会出现运动功能障碍。这样，补充肝血就显得尤为必要。

## 补肝血应该吃什么

补肝血，可以常吃红枣、苋菜、菠菜、猪肝、猪血、乌鸡等。肝血充沛了，身体就会强壮有力，行动也会灵活自如。

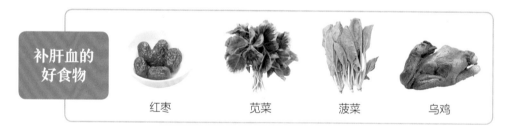

补肝血的好食物

红枣　　苋菜　　菠菜　　乌鸡

# 蜘蛛痣：令人担忧的小红花

蜘蛛痣属于一种特殊的毛细血管扩张症，其出现的病因和肝掌相同，都是肝脏灭活雌激素的能力下降引起的。过多的雌激素堆积会使小动脉扩张，表现在手上就是肝掌；表现在胸前的皮肤上，就是蜘蛛痣。

## 蜘蛛痣在肝硬化患者中的发病率为 54.4%

蜘蛛痣的形态很特殊，其中心为红色点状隆起，有许多细小分支向外辐射，如同蜘蛛的脚。它常在颜面、颈部、肩胛、胸部、前臂、手背、手指等处出现，以颜面、颈部及前胸部最多见。蜘蛛痣数量不等，少者仅一个，多者十多个，甚

至几十个。肝病患者发生这种现象，主要原因是体内雌激素过多引起。

蜘蛛痣的出现，在一定程度上可作为发展成慢性肝炎或肝硬化的标志之一。

许多其他能够引起末梢小动脉舒张作用增强的疾病也可能出现这种现象，如营养不良、类风湿关节炎。所以，出现了蜘蛛痣，就要到医院诊断治疗。

## 黄疸：肝病最常见的表现

如果出现眼球、皮肤发黄，大多数人首先会想到患肝炎的可能。这是因为当肝细胞发炎时，胆红素不能通过正常的渠道排入肠道，大量反流入血，只要血液中胆红素增高到一定程度，眼球的巩膜和皮肤就会被染成黄色。胆红素值越高者皮肤黄染越重。

### 出现黄疸伴有消化道症状：提防重型肝炎

黄疸型患者起病急，症状明显。一般来说，急性黄疸型肝炎恢复比较快。虽然初期丙氨酸转氨酶很高，黄疸也较高，但是病程比较短。如果胆红素上升很快，每100毫升血液中胆红素超过10毫克，加上临床出现明显的消化道症状，患者感到很乏力、高度腹胀，就要引起注意，防止演变成重型肝炎。

## 孕期出现黄疸，要格外警惕

妊娠后期（7~9个月）突然出现黄疸的情况很多见。孕妇应警惕发生急性脂肪肝。妊娠急性脂肪肝起病时常有腹痛症状，并出现严重低蛋白血症，病死率很高。

需要注意，不能认为有黄疸就一定是肝炎，很多疾病可以引起黄疸。因此，出现皮肤黄染和尿液加深时，一定要去医院诊治。

## 月经不调：肝气郁结之象

肝主疏泄，具有疏泄、升发的功能，它与人体气机的升降与调节也有密切关系。一个人精神乐观，肝的疏泄功能正常，则气机舒畅、升降有序、气血平和；若肝气抑郁，善虑多疑，甚至痛哭哀愁，就会引起月经不调。

若肝气郁结，就会导致血流不畅，必然会影响到肝藏血的基本功能，从而出现胸胁刺痛、月经不调，甚至闭经。

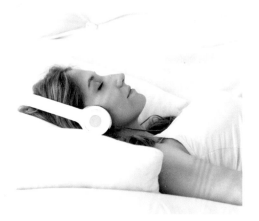

女性平时多听舒缓的音乐，对养肝很有好处

清代名医叶天士曾提出"女子以肝为先天"的观点，这也反映了肝与女子生理特性的密切关联。女性以血为本，经水为血所化，肝为藏血之脏，司血海，主疏泄，具有储藏血液、调节血流的作用。肝脉所到的地方，与冲任二脉有密切关系，妇科疾病多为冲任损伤，而冲任损伤与肝的病变互为因果。所以，妇科治疗常以疏肝养肝等方法为主。

## 胁痛：多与肝胆疾病有关

胁指的是侧胸部，为腋以下至第十二根肋骨部的统称。胁痛是以一侧或两侧胁肋部疼痛为主要表现的病症，古时又称胁肋痛、季肋痛或胁下痛。

肝居于胁下，其经脉分布在两胁，胆附于肝，其脉亦循于胁。所以，胁痛多与肝胆疾病相关，是肝胆疾病中的常见症状。凡情志抑郁、肝气郁结，或过食肥甘厚腻，或久病体虚、忧思劳倦等，都会引发胁痛。因此，在调理时，应先分清气血的虚实，一般气郁者多为胀痛、痛处游走不定；血瘀者多为刺痛，并且疼痛位置较固定；虚证胁痛大多是隐隐作痛；实证胁痛则多为突发疼痛，疼痛剧烈。

## 厌油腻食物：提示急性肝炎

无论是甲肝、乙肝，还是其他类型的肝炎，都有一些相同的表现及全身症状。其中，最突出的症状是：缺乏食欲、厌油腻食物，甚至会有恶心、呕吐等症状。这是因为得了肝炎，肝细胞就会肿胀、坏死，吃进去的食物就不能被正常消化，于是就出现恶心及缺乏食欲等症状，有的患者还会出现腹泻、腹胀。

急性肝炎是因为感染肝炎病毒而引起的肝脏疾病，病程不超过 6 个月。在我国，最常见的急性肝炎是急性乙型肝炎。急性肝炎可分为急性黄疸型肝炎和急性无黄疸型肝炎两种。

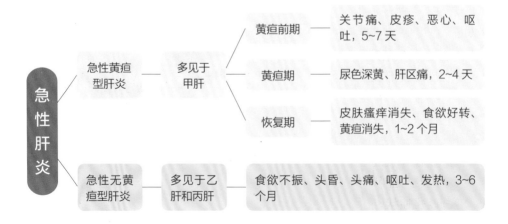

## 咽内异物感：肝气郁结的症状

很多人都有过这样的经历，总感觉自己的嗓子里有东西，并不痛，但有强烈的异物感，就像卡了一个乌梅核。闲暇无事时或情志不畅、受到某些刺激时，异物感会非常明显。

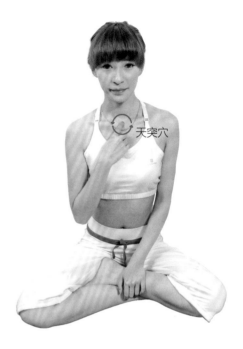

天突穴

### 梅核气：肝气郁结所致

梅核气指的是以咽喉部有异常感觉，但不会影响到进食为特征的一种病症，就像梅核卡在咽喉，咯不出、咽不下。西医称之为咽异感症、咽部神经症。

中医认为，梅核气主要是由于肝气郁结上逆，结于咽喉或乘脾犯胃，运化失司，津液没能及时有效得到输布而凝结成痰，痰气郁结在咽喉而引起的。

### 按揉天突穴可治梅核气

梅核气患者需注意，一定要少吃油炸、辛辣等肥腻刺激性食物，饮食要清淡。另外，调理咽喉异物感，可每天用示指指端按揉天突穴 2~3 分钟，长期坚持，有清咽利喉的作用。

## 腹水：当心肝硬化并发症

腹水是肝硬化患者常见的并发症之一，许多肝硬化患者在晚期都有严重的腹水表现。腹水是全身性水肿的一部分。在正常情形下，腹腔会有少量液体，但一般不会超过 200 毫升。如果腹腔的游离液体超过了 1500 毫升，就可诊断为腹水了。患者出现腹部发胀或腹积水的表现时，不一定都是腹水，还可能是巨大卵巢囊肿、胃肠胀气、肾积水等，要注意区别。

确定了腹水的诊断后，还要判断腹水的来源，因为许多疾病都会导致腹水，如心血管病、肾脏病、营养不良等。

由肝硬化导致的腹水，起病过程通常是很缓慢的。患者有食欲不振、肝区不适、恶心呕吐等症状。有的会出现面色晦暗、贫血、消瘦、蜘蛛痣等症状。这些典型的肝硬化症状，可以判断出患者的腹水是否来自肝硬化。

# 定期做肝检，肝病早知道

## 肝脏会产生哪些疾病

肝病是指发生在人体肝脏部位的各种疾病的统称，是由各种病因引起的功能和器质性病变，严重者会导致全身各系统的功能障碍，甚至危害生命。

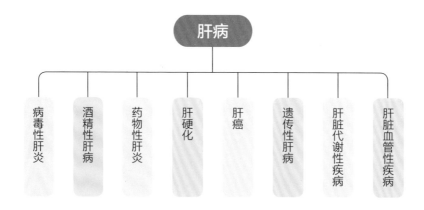

临床常见的肝病以病毒性肝炎为主，是由不同类型的肝炎病毒所引起。

## 每年做一次肝脏检查

肝脏是人体最大的解毒器官，有多种重要的生理功能，定期检查肝脏能够及时发现肝病。有人把肝脏形容为"沉默的器官"，熬夜加班、抽烟酗酒等，都会损伤肝细胞。即使肝细胞受到损伤，肝脏也不会说出来，人也察觉不到，等到身体感觉不适时，肝病已经很重了。

肝脏检查能够发现肝细胞内物质代谢的异常，也能判断肝细胞的损伤程度、了解肝脏的疾病情形。

有些人平时不注意保养，身体不舒服也不及时去医院看病，不能及时发现病情。等到发现了病情，已到了不可挽回的地步。因此，为了避免贻误病情，应定期做肝脏检查，早期发现肝功能异常是很有必要的。

## 肝病检查包括哪些内容

肝病检查，除了检查肝功能外，还应检查以下几方面。

1 检查有没有全身乏力、吃饭不香、不能吃油腻食物等问题。

2 检查肝脏有没有逐渐缩小，脾脏有没有逐渐增大。这可以利用超声波检查。超声波检查需要动态观察才有更大的意义，即前后几次的肝、胆、脾的超声波检查结果相互对比才会发现问题。很多患者每次检查后以为医生看过了，结果就没用了，就将报告单扔了，这很可惜。

3 检查肝癌标志物，即甲胎蛋白（AFP）。甲胎蛋白在超声波检查、计算机X射线断层扫描（CT）、磁共振成像（MRI）没发现肝脏肿块前就会明显升高，即可以在早期发现原发性肝癌。

## 各类肝炎的潜伏期

从肝炎病毒侵入人体后，直到临床最初症状出现前，这段时间称为潜伏期。潜伏期随病原体的种类、数量、毒性、人体免疫状态不同而长短不一。常见肝病的潜伏期如下：

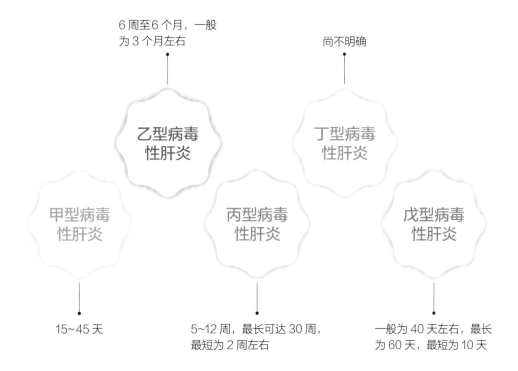

6周至6个月，一般为3个月左右

尚不明确

乙型病毒性肝炎

丁型病毒性肝炎

甲型病毒性肝炎

丙型病毒性肝炎

戊型病毒性肝炎

15~45天

5~12周，最长可达30周，最短为2周左右

一般为40天左右，最长为60天，最短为10天

## 肝病的基本症状有哪些

肝脏有疾病的人，不一定都会产生明显的临床症状。一旦出现症状，发现肝功能异常，往往已是病情较为严重的时候了。所以，早检查、早诊断、及时治病对肝病患者是很重要的。那么，如何才能早期发现肝病呢？出现了哪些症状，应该及时去医院检查呢？

### 感觉乏力

肝病患者通常都会感觉疲乏无力，其乏力程度和病情轻重有关。病情越重，患者就会越乏力。

重症肝病患者会感到十分乏力，不愿站立行走。急性肝病患者比重症肝病患者要好一些，仅感觉有些轻微乏力。

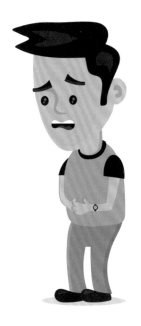

### 消化道症状

肝病患者一般会出现消化道症状，如厌油、食欲下降，有时还会出现恶心、呕吐、腹胀或腹泻。这些症状的严重程度与病情有关系。如果出现严重的食欲不振、频繁的恶心呕吐，应考虑及时去医院就诊，因为很可能患上了肝病。

### 出现黄疸

黄疸出现的最早迹象是小便颜色加深，即尿液发黄，看起来像浓茶，然后出现巩膜的黄染，最后才会出现皮肤的黄染。黄疸的程度时常反映肝脏受损害的程度。因此，有黄疸的病毒性肝炎患者，病情一般情况下要比无黄疸者重一些。

### 其他方面

不要认为疲乏和发热一概是因感冒引起的，不要认为食欲缺乏、上腹不适都是由胃病或胃肠炎等引起的。有的人虽然没有明显的自觉不适，但如果与肝炎患者有密切接触，最好也去做肝功能检查，防止漏诊。

# 肝检健康数值知多少

再生能力优异的肝脏即使得了病，肝细胞稍稍损坏，肝功能也不会减弱。因此很多时候我们不知道自己患了肝病，当出现难受症状到医院看病时，肝病往往已经恶化了。为避免此类不幸发生，早期发现肝功能异常是十分必要的。体检数据到底要怎么看呢？

## GOT 和 GPT

GOT 是谷草转氨酶，GPT 是谷丙转氨酶，这是最基本的检查。它们都是肝细胞中的酶，对氨基酸代谢有重要作用。肝脏一旦出现障碍，两种转氨酶流到血液中的量会增加。

GOT 和 GPT 的比率（GOT/GPT）会因肝功能障碍的种类和发展程度而不同，因此成为衡量病情的标尺。

如慢性肝炎和因肥胖导致的脂肪肝中，GOT/GPT 在 1 以下；在酒精性脂肪肝和肝硬化中，GOT/GPT 都是在 1 以上；患了肝癌，GOT/GPT 会达到 2~3。随着肝功能障碍的加重，GOT 的值还会升得更高。

## LDH

LDH 是乳酸脱氢酶，是在肝脏糖脂代谢为能量时发挥作用的酶。当肝细胞出现障碍或者肝脏细胞遭到破坏时，血液中的 LDH 就会增加。

## γ-GTP 正常值

γ-GTP 是谷氨酰转肽酶，是肝脏、肾脏、脾脏等组织细胞中含有的酶，当肝脏功能出现障碍时，它们会流入血液中。当患上慢性肝炎、肝硬化、肝癌时，该检查值会升高。特别是酒精会促进其在肝细胞中生成，导致其数量增加。

## ALP 正常值

ALP 是碱性磷酸酶，是肠黏膜、骨骼、肝脏、肾脏等中生成的酶，可分解磷酸化合物。

胆结石和胆道癌等导致胆道阻塞，胆汁流动恶化，则胆汁中的 ALP 倒流入血液中，同时肝细胞内的 ALP 生成旺盛，此数值也会不断上升。

### 胆碱酯酶

这是分解在肝脏中合成并释放到血液中的分解神经传导物质乙酰胆碱的酶。它能够掌控慢性肝功能障碍的严重程度和过程。

肝功能障碍和低营养会使血清胆碱酯酶降低，特别是失代偿性肝硬化和炎症会使其显著下降，而脂肪肝则会促使它在肝脏的合成，呈现较高的数值。

### 凝血酶原时间在 12~14 秒

凝血酶原是肝脏中形成的一种凝血因子。凝血酶原时间是指在缺乏血小板的血浆中加入过量的组织因子后，凝血酶原转化为凝血酶，导致血浆凝固所需的时间。正常值为 12~14 秒。

如果因急性肝炎、肝硬化、剧症肝炎等导致肝功能低下，则到凝固位置的时间会变长。如果为 15 秒以上，就可能患有中度或重度肝功能疾病。

### 总胆红素

胆红素是人胆汁中的主要色素，呈橙黄色。人体内的红细胞死亡后变成间接胆红素（I-Bil），经肝脏转化为直接胆红素（D-Bil），组成胆汁，排入胆道，最后经大便排出。间接胆红素与直接胆红素之和就是总胆红素（T-Bil）。上述任何一个环节出现障碍，均可使人发生黄疸。急性黄疸型肝炎、急性肝坏死、慢性活动性肝炎、肝硬化等，都会导致总胆红素在血液中的量增加。

# 小测验：你是否有患肝病的危险因素

如果你具有以下危险因素，很有可能会患上肝病。

1  经常暴露在毒物、化学品（如喷雾剂、杀虫剂、涂料）之下，或者长期处在吸烟环境中。

2  酗酒。即使不是大量饮酒也会产生不良反应，特别是在你喝酒的同时服用含对乙酰氨基酚的非处方药物的时候。

3  在工作中，你经常接触血液或者体液。

4  经常注射药物，尤其是与他人共用针头。

5  时常服用某种草药或者草药制剂，或过量服用维生素。

6  曾经使用过未消毒的针做文身。

7  有这几种情形：肥胖、糖尿病或者三酰甘油偏高。

如果你对上述任何一项的回答是肯定的，那么你应该咨询医生做相关检查。

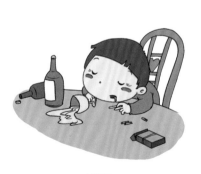

酗酒

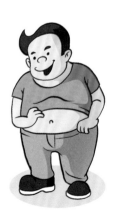

肥胖

# 简单几招，自己检测肝功能

**1** 没有以前有精力，时常无精打采，全身乏力，不爱活动，喜欢睡觉，一天到晚都很疲惫。

    A. 是                 B. 不一定              C. 不是

**2** 食欲不佳，不想吃肉或油腻的菜肴，伴有恶心呕吐、大便不成形、便色发白等症状。

    A. 是                 B. 不一定              C. 不是

**3** 在不发热的情况下，出现了不明原因的关节疼痛，且关节内又没有积液。

    A. 是                 B. 不一定              C. 不是

**4** 眼球逐渐变黄，尤其是白眼球的部分；皮肤发黄，并有瘙痒。

    A. 是                 B. 不一定              C. 不是

**5** 黏膜或皮肤经常出现瘀点、瘀斑、血肿，有时甚至还出现鼻出血、齿衄。

    A. 是                 B. 不一定              C. 不是

**6** 面部晦暗发黑，尤其是眼眶周围，手掌纹理和皮肤褶皱处都可见此种颜色。

    A. 是                 B. 不一定              C. 不是

**7** 面部、颈部和胸部出现鲜红色痣，有一中心点，周围有辐射状细发及小叉，长 0.8~2.0 厘米，状如蜘蛛脚。

    A. 是                 B. 不一定              C. 不是

**8** 手掌发红，其两侧边缘及手指末端的指肚呈斑状发红。

    A. 是                 B. 不一定              C. 不是

**9** 腹部膨胀，腹壁皮肤紧绷而发亮，脐周围静脉突起、曲张。

    A. 是                 B. 不一定              C. 不是

---

**评分标准**

选 A 得 2 分
选 B 得 1 分
选 C 得 0 分

**测试结果**

9 分及以下：患肝病的可能性不大。

10~14 分：可能患有肝病，如果家族中有患肝病者，最好去医院做健康体检。

15~18 分：患有肝病的可能性较大，应该去医院做肝功能检查。

第

**③**

章

# 吃对喝对，
# 肝就不受累

# 养肝护肝怎么吃

## 圣品养肝，青色食物是首选

按照中医养生五行理论，肝主青色。因此，吃青绿色食物有助于养肝。只要每天吃一些绿色蔬菜就可轻松达到养肝的目的。多吃绿色蔬菜不仅可以补血养肝，而且能润燥疏肝，是理想的调养食物。

荠菜就是一种很好的养肝食物，有清肝去火的神奇功效。自古以来，中国民间就很推崇荠菜的食疗功效，有"春食荠菜赛仙丹"的说法。春季常吃凉拌荠菜，不仅味美可口，而且有很好的养肝功效。

除了荠菜，还有一些绿色蔬菜，如空心菜、菠菜、油麦菜等，也是理想的养肝食物。空心菜能利尿养肝、解毒凉血，不仅能帮助人体排毒，还能增强人体免疫功能；油麦菜能滋阴平肝、润燥降脂，属于低热量、高营养的蔬菜；菠菜能滋阴平肝、补血养血，对于因肝血不足而导致的双目干涩、视力下降有良好的调理作用。

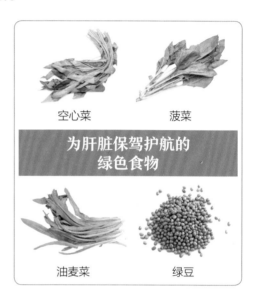

空心菜　　　　菠菜

**为肝脏保驾护航的绿色食物**

油麦菜　　　　绿豆

## 蛋皮拌荠菜

**材料**　荠菜 250 克，鸡蛋 2 个，蒜末 5 克，盐 2 克，香油 10 克。

**做法**　荠菜洗净，入沸水中焯 30 秒，捞出，晾凉，切段；鸡蛋液磕入碗内，打散；煎锅置火上，倒入植物油烧至五成热，淋入蛋液煎成蛋皮，盛出，切条、取盘，放入荠菜段和蛋皮条，用蒜末、盐和香油调味即可。

**功效**　清泻肝火。

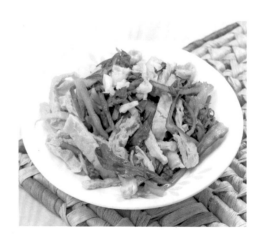

除绿色蔬菜外，其他一些绿色食物对养肝也有帮助。比如绿豆能去肝火，绿豆汤很适合肝火旺的人饮用。还有些朋友因为经常熬夜，导致双眼红肿。在这种情形下，喝一些绿豆汤，调理效果也很理想。

## 酸味入肝，带酸食物保平安

除了青绿色食物外，酸味食物也有护肝的功效。

中医认为，五味中的酸有收敛作用，适当吃酸可以滋养肝阴、疏肝解郁，能有效保护肝脏。现代临床研究发现，酸味食物有增强人的消化功能、保护肝脏、降血压和软化血管的功效，宜经常选用的酸味食物有乌梅、石榴、山楂、橙子等。因为辛甘可助阳生火，所以肝火旺盛的人要尽量避免食用油炸、辛辣、肥甘、厚味、温热、湿腻的食物；而酸甘可以化阴生津，平时可以食用一些既酸又稍带些甜的食品，如番茄、草莓、乌梅等，可以化津生液、补阴血、退虚火。

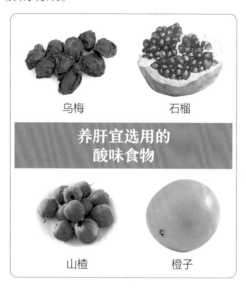

乌梅　　　　　石榴

**养肝宜选用的酸味食物**

山楂　　　　　橙子

# 山楂冰糖茶

**材料**　山楂20克，绿茶5克，冰糖适量。

**做法**　将山楂洗净切片，冰糖捣碎。砂锅内加适量水，放入山楂片；煎煮10~15分钟后，放入绿茶，再放入冰糖煎煮10分钟即可。

**功效**　活血化瘀、降压降脂、消食化滞。

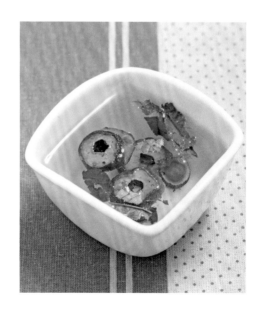

# 一日三餐，吃对不伤肝

肝脏能将我们从食物中摄取的营养素转换成便于身体利用的形式，然后储存或输送到血液中，这些功能主要受自主神经系统支配。因为自主神经系统控制着消化、吸收、代谢等功能，能使身体保持正常运转的状态。因此，吃好一日三餐，就能强化肝脏的代谢，抑制肝功能障碍和肝病的发生。

## 营养早餐，跟活力说早安

一顿完美的早餐应该包括四大类食物：谷类、蔬菜水果类、肉蛋类和奶类，要做到粗细搭配、软硬搭配，才能保证营养的均衡和易吸收。

很多人为了减肥而不吃早餐或仅以一个水果代替，势必造成中、晚餐吃得过多，不但达不到减肥的目的，时间长了还会造成多种营养素的缺乏。

## 丰盛午餐承上启下

午餐摄取的能量应该占全天摄入能量的30%~40%，它在一天当中起着承上启下的作用。营养丰富的午餐可使人精力充沛，学习、工作效率提高。午餐怎么吃呢？午餐要吃得营养全面。建议吃午餐时要将蔬菜和肉类配合着吃，每种菜的量不要太多，但最好多吃几种，保证各种营养素全面吸收。吃的时候三口菜一口肉，细嚼慢咽，吃到八分饱就好。这样不仅能帮助吸收，还不会发胖。

## 健康晚餐犒劳一整天的勤奋

很多上班族通常晚餐要大吃一顿，其实，晚餐吃得过饱、过好是很不健康的。因为晚餐以后，一般人通常没有什么活动量，会有一部分蛋白质不能被消化吸收，在肠道细菌的作用下会产生有毒物质，而睡眠后肠蠕动减慢，会延长这些有毒物质在肠道内的停留时间，故容易诱发大肠癌。同样，晚餐吃得太好，容易导致能量过剩，会造成脂肪堆积，引发肥胖和高脂血症等。

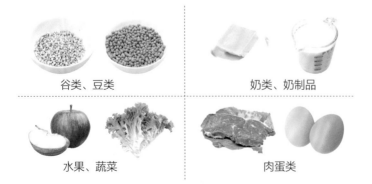

谷类、豆类　　　　　奶类、奶制品

水果、蔬菜　　　　　肉蛋类

如果你的早餐中出现左图四类食物，则为营养充足的早餐；如果仅有其中三类，则早餐的质量较好；如果只有两类或两类以下，就要尽快改善啦！

## 早晚一碗粥，养肝护肝不用愁

唐代就有米糠煮粥预防脚气病的记载，医圣张仲景治疗感冒也用喝粥发汗来助药力。可见，粥可以用来调理某些疾病，也是调养身体的佳品。其中，早晚喝养肝粥，有利于肝脏的养护。

# 菠菜粥

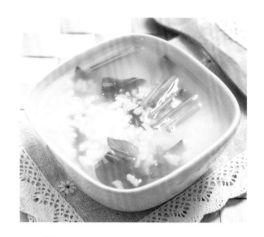

**材料** 菠菜 200 克，粳米 200 克，食盐、味精各适量。

**做法** 将菠菜洗净，在沸水中烫一下，切段。粳米放在锅内，加水适量，煎熬至粳米熟时，将菠菜放入粥中，继续煎熬直至成粥时停火，再放入食盐、味精即可。

**功效** 调理肝阴不足引起的高血压、头痛目眩。

# 芹菜粥

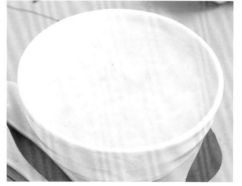

**材料** 芹菜 120 克，粳米 80 克。

**做法** 将芹菜连根洗净，加水煎煮，取汁与粳米一起煮粥服用。

**功效** 对调养肝脏、降低血压有较好的功效。

# 菊花粥

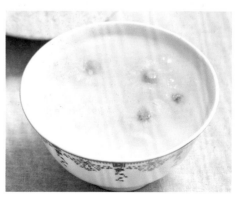

**材料** 菊花 15 克，粳米 100 克。

**做法** 将菊花、粳米淘洗干净。菊花、粳米放锅中，加适量清水，加盖，大火煮沸，小火熬至成粥即可。

**功效** 散风热、清肝火、降血压。适用于头晕、头痛、目赤等。

## 日饮一杯茶，防治肝病

茶中含有茶多酚、咖啡碱、叶绿素等成分，具有抗衰老、抗癌、助消化、调血脂等多种功效，适当饮用可以养肝护肝。茶叶还具有清热、利尿、解毒的功效，对肝病患者来说，常喝茶对调理疾病是有好处的。能够养肝护肝、调理肝病的茶叶有以下几种。

### 绿茶

绿茶有疏肝理气、抗癌、抗衰老、助消化、调血脂等功效，适宜身体较好者和肝病患者饮用。

### 茉莉花茶

茉莉花茶有清肝明目、疏肝解郁、理气止痛、消食、护肝的功效，可搭配冰糖、荷叶等一起冲泡。

### 红茶

红茶具有生津清热、利尿、健胃消食、延缓老化、降血糖、降血压、调血脂等功效，适当饮些红茶对肝脏是有益处的。

### 普洱茶

普洱茶能够调节人体的免疫功能，具有防癌、抗癌、调脂、减肥、养胃、降压等功效，并且其在加工过程中会成倍增加维生素C的含量，可提高人体免疫系统功能，能很好地调养肝脏。

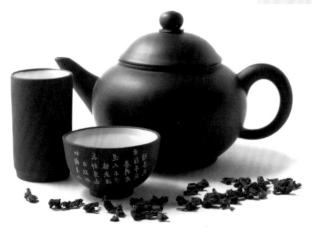

### 铁观音

铁观音含有多种对人体健康有益的有机成分，具有降低胆固醇、抗氧化、抵抗肿瘤等作用，对肝脏也有保护作用。

# 肝脏最爱的营养素

要想护好肝，必须知道肝脏最想要的是什么。护肝的关键是为肝提供充足的营养，维持肝的运作。以下几种营养素是补养肝脏需要摄入的。

## 脂肪不是肝脏的敌人

随着身边患脂肪肝的人不断增多，不少人都认为脂肪是肝脏的大敌。

实际上，脂肪是肝脏不可缺少的营养物质。肝脏需要脂肪，但不代表需要过多的脂肪，所以低脂食物是首选。

低脂食物有瘦肉、低脂牛奶、虾等。

## 蛋白质能修复肝脏

食物中丰富的蛋白质就像肝脏的"维修工"，可以修复肝细胞、促进肝细胞再生。

含蛋白质丰富的食物有豆腐、鸡蛋、鱼、鸡肉、牛奶、芝麻等。

## 肝脏爱吃糖

糖是保护肝脏的重要物质。每克葡萄糖能提供人体所需要能量的 70% 左右，如果一个人长时间处于缺乏能量的状态，就会影响肝脏功能。人体能将糖转化为一种叫肝糖原的物质，储存在肝脏，可防止摄入体内的毒素对肝细胞的损害。

除糖尿病患者外，普通人可以按体重计算自己每天应该摄取多少糖。每千克体重摄取 1 克糖，体重 60 千克的成年人每天可摄取的糖不应超过 60 克。

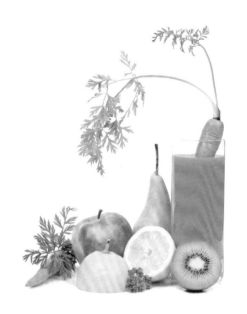

糖类的主要来源是米饭、白糖、面食、蜂蜜、果汁、水果等。

## 维生素 A 可抗肝癌

肝脏是人体储存维生素的"仓库"。当肝脏受损时，"仓库"储存维生素的能力也会下降。研究表明，维生素 A 能保护肝脏，阻止和抑制肝脏中癌细胞的增殖。它能使正常组织恢复功能，还能帮助化疗患者降低癌症的复发率。

富含维生素 A 的食物有番茄、胡萝卜、菠菜、动物肝脏、乳制品等。

## B 族维生素是肝脏的"加油站"

B 族维生素就像体内的"加油站"，它能加速物质代谢，让它们转化成能量，不仅能给肝脏"加油"，还能修复肝功能、防止肝脂肪变性，进而起到预防脂肪肝的作用。

含 B 族维生素丰富的食物有猪肉、黄豆、大米、香菇等。

# 肝病患者饮食巧烹调

肝病患者需要丰富的营养素。食物经过烹调处理，可产生一些有利于消化、吸收和利用的变化，更利于肝病患者的消化、吸收和利用。合理的烹调会使营养素损失降低到最小程度。

## 这么初加工，营养流失最少

| 食　物 | 方　法 |
|---|---|
| 米 | 少搓洗，淘洗次数适当，避免用大量水冲洗 |
| 馒头、包子等面食 | 尽量少加碱，避免破坏维生素 |
| 时令蔬果 | 应先洗后切，最好用流水清洗，避免在水中浸泡，且不要切得太细碎 |
| 备注：为了保证食物中的营养物质少流失，最好是随切随炒 | |

## 选对烹调方法，尽量保存食物的营养物质

| 食　物 | 方　法 |
|---|---|
| 主食原料 | 首选蒸、炖的烹调方法，然后是煮，最后才是油炸 |
| 米饭 | 蒸煮的烹饪方法最好 |
| 面食 | 蒸馒头、蒸包子、烙饼营养损失少，面条营养损失大 |
| 蔬菜 | 可以生吃的蔬菜尽可能凉拌生吃，或在沸水中快速焯烫后再凉拌；烹炒的话，应该急火快炒，或者快速焯烫后过凉水，待凉透再炒 |
| 肉类 | 可采用挂糊上浆的方法避免营养流失，烹调时最好采用炒、滑、爆的方法，这样营养流失少 |

烹调加工方式，对食物营养保存很重要。烹调食物时，要将食物良好的色、香、味与营养素的保存兼顾统一，使肝病患者吃得好，尽早恢复健康。

## 荤素搭配：养肝最佳选择

患肝病后，有些患者认为吃素食能够祛病延年，另一些人则认为吃荤食能够帮助肝细胞再生、缩短康复时间。其实，吃荤吃素各有好处，不可偏颇。

素食多是蔬菜、水果类，属碱性食物；荤食多为肉、蛋、鱼类，常使血液呈酸性。人体血液的 pH 值要保持在 7.4，需要荤素搭配才能使酸碱度保持平衡。荤食吃得多，会导致脂肪肝，素食则能够清除胆固醇在血管壁的沉积。但单纯吃素食者，其蛋白质、无机盐、磷脂等摄入常常不足，不能很好地满足肝细胞的修复和维护健康的需要。

可见，荤素食物各有长短。养肝护肝要注意荤素搭配，取长补短。

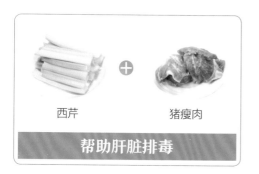

西芹 + 猪瘦肉

**帮助肝脏排毒**

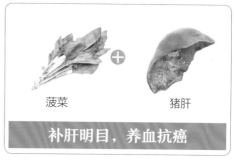

菠菜 + 猪肝

**补肝明目，养血抗癌**

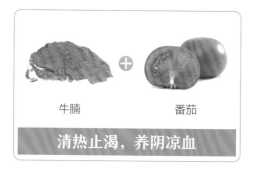

牛腩 + 番茄

**清热止渴，养阴凉血**

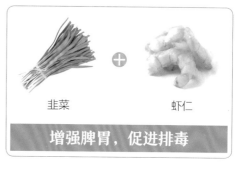

韭菜 + 虾仁

**增强脾胃，促进排毒**

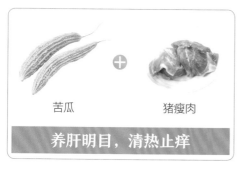

苦瓜 + 猪瘦肉

**养肝明目，清热止痒**

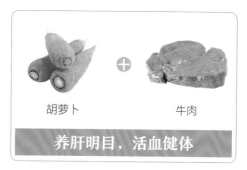

胡萝卜 + 牛肉

**养肝明目，活血健体**

# 养肝最佳的补益食物

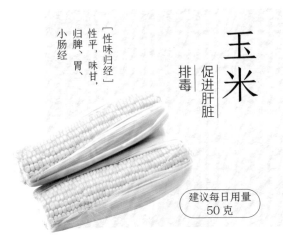

[性味归经]

性平，味甘，归脾、胃、小肠经

## 玉米

排毒 | 促进肝脏

玉米含有丰富的膳食纤维，可降低胆固醇，预防高血压和冠心病；玉米含有黄体素、玉米黄质，对眼睛有益；玉米富含天然维生素 E，可延缓衰老、防癌抗癌。

建议每日用量
50 克

## 养肝功效

● 玉米富含不饱和脂肪酸、蛋白质，可以增强肝脏功能，保护肝脏。

● 玉米含丰富的钙、镁、硒等矿物质及卵磷脂、亚油酸、维生素 E 等营养成分，能降低血清总胆固醇，预防脂肪肝。

## 选存窍门

● 选购玉米粒时，应挑选苞大、籽粒饱满、排列紧密、软硬适中、老嫩适宜、质糯无虫的。

● 可反复揉搓后抖落，如果手心粘有深黄或浅黄的粉末状物质，说明其中掺入了色素或颜料，不宜购买。

● 保存玉米时，可剥去玉米外层的厚皮，留三层玉米的内皮，不必择去玉米须，更不必清洗，放入保鲜袋或塑料袋中，封好口，放入冰箱的冷冻室保存。

## 养肝护肝最佳搭档

玉米 + 鸡蛋 = 减少胆固醇。
玉米 + 枸杞子 = 养肝明目，抗衰老。

## 营养师提醒

鲜玉米在煮、打浆的时候，尽量要保留胚芽，玉米胚芽的营养最丰富。

## 最佳食用方法

煮粥、做菜、打汁。

## 人群宜忌

| 宜食人群 | 一般人都可食用。更适宜脾胃气虚、营养不良、动脉硬化、高血压、高脂血症、脂肪肝患者 |
|---|---|
| 不宜人群 | 遗尿患者 |

# 松仁玉米

**避免脂肪在皮下堆积**

**材料** 玉米粒 200 克，熟松子仁 30 克，青红椒少许，植物油、盐、白糖、水淀粉、鸡精各适量。

**做法**

❶ 将玉米粒洗净；青红椒洗净，去蒂，去籽，切成和玉米粒相仿的丁儿。

❷ 炒锅倒油烧热，放入玉米粒和青红椒丁翻炒，放盐、白糖、鸡精炒匀，放松子仁，炒熟后用水淀粉勾芡即成。

**功效** 玉米含有丰富的膳食纤维，有助于肠胃蠕动，加速粪便排出，避免脂肪在皮下堆积，对预防脂肪肝很有益处。

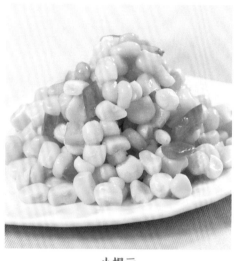

—— **小提示** ——

松仁要用小火稍微炸至变色就好，否则很容易煳掉

# 三色玉米甜羹

**养肝防衰，抗癌**

**材料** 嫩玉米粒 200 克，青豆 50 克，枸杞子 10 克，菠萝 1/4 个，冰糖、水淀粉、盐水各适量。

**做法**

❶ 嫩玉米粒洗净，上笼屉大火蒸熟，晾凉后捣碎；青豆与枸杞子分别洗净；菠萝去皮，切小丁，泡入盐水片刻。

❷ 锅中加入适量清水烧开，倒入冰糖、玉米粒、枸杞子、菠萝丁、青豆，大火煮约 5 分钟，用水淀粉勾芡即可。

**功效** 富含维生素 E，可养肝明目，抗癌，防衰老。

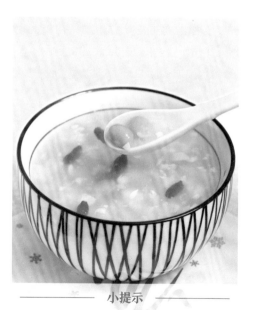

—— **小提示** ——

不要食用霉变玉米及其制品

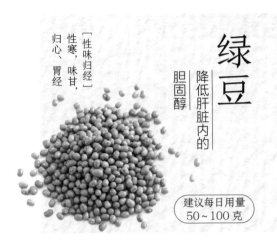

[性味归经]

性寒，味甘，
归心、胃经

# 绿豆

降低肝脏内的
胆固醇

建议每日用量
50～100克

绿豆既有食用价值，又有药用价值，明代医学家李时珍称绿豆为"济世之良谷"。

[食材小知识]

绿豆在中国已经有两千多年的栽培史。绿豆清热之功在皮，解毒之功在肉。绿豆汤是家庭常备夏季消暑饮料。

## 养肝功效

● 绿豆中所含的植物甾醇结构与胆固醇相似，植物甾醇与胆固醇竞争酯化酶，使胆固醇不能酯化而减少肠道对胆固醇的吸收，并可通过促进胆固醇异化，或在肝脏内阻止胆固醇的生物合成等途径，对肝脏起保护作用。

● 绿豆还能抑制脂肪的吸收，可用于防治高脂血症并发脂肪肝。

## 选存窍门

● 新鲜绿豆颗粒饱满，颜色鲜艳。颜色灰暗或干瘪则可能存放过久。

● 宜放在阴凉、干燥、通风的地方保存，也可以放入冰箱冷冻保存。

## 养肝护肝最佳搭档

绿豆＋大米＝清热解毒，去肝火。

绿豆＋冰糖＝清热降火，养肝。

绿豆＋赤小豆＝消暑排毒。

## 营养师提醒

绿豆有解药性的作用，服药期间不宜食用绿豆，以免影响药效的发挥。

## 最佳食用方法

煮粥、制浆。

## 人群宜忌

| 宜食人群 | 肝火过旺者，高血压患者，体质偏热者 |
| --- | --- |
| 不宜人群 | 肠胃虚弱、虚寒者、服药者 |

护肝小偏方

**绿豆海带汤**

取绿豆20克，海带30克，白糖少许。将绿豆与海带（切丝）放于锅中，加水煮烂，然后加入白糖调味，每日当茶饮用。调理肝气郁结型慢性咽炎。

# 绿豆汤

清热解毒，除肝火

**材料** 绿豆 100 克，冰糖适量。

**做法**

❶ 将绿豆洗净，沥干水分后倒入锅中。

❷ 加入沸水，煮开后改用中火，盖上锅盖，继续以中火焖煮 1 小时，直至绿豆软烂即可关火。放入适量冰糖，待冰糖溶化后即可饮用。

**功效** 绿豆性寒，可解暑热、清肝火。

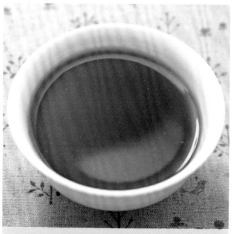

小提示

煮绿豆忌用铁锅，因为豆皮中所含的单宁遇铁后会发生化学反应，生成黑色的单宁铁，并使绿豆的汤汁变为黑色

# 玉米糁绿豆大米粥

预防中暑，养肝排毒

**材料** 玉米糁、大米各 50 克，绿豆 30 克。

**做法**

❶ 玉米糁、大米、绿豆分别淘洗干净，加适量清水浸泡 4 小时。

❷ 锅置火上，将大米、玉米糁、绿豆放入高压锅中，加足量水，盖好盖，大火煮沸后转小火继续熬煮 20 分钟后关火，再闷 10 分钟即可。

**功效** 绿豆是养肝佳品，富含蛋白质、碳水化合物、B 族维生素等，可清暑热、解毒。

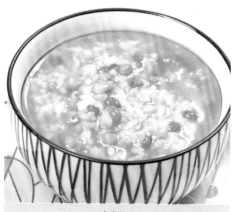

小提示

绿豆不宜煮得过烂，否则会使有机酸和维生素遭到破坏，降低清热解毒、养肝的功效

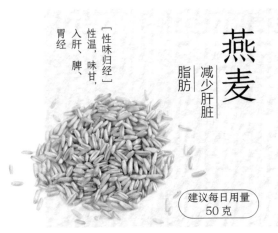

## 燕麦

脂肪

减少肝脏

[性味归经]

性温，味甘，入肝、脾、胃经。

燕麦中的 B 族维生素、烟酸、叶酸都比较丰富，特别是微量元素铁、锰的含量较高。另外，燕麦粉中还含有谷类粮食中均缺少的皂苷。常食燕麦，可预防心脏病、糖尿病，还可以美容、防止便秘。

建议每日用量
50 克

### 养肝功效

● 燕麦中的不饱和亚油酸能明显抑制血脂升高，减轻肝脏脂质的沉积，降低肝脏中胆固醇的含量。

● 燕麦中富含亚油酸和皂苷，可降低人体内甘油的含量，对脂肪肝有一定的缓解作用。

### 选存窍门

● 选购燕麦时应选择洁净、颗粒均匀饱满、不含谷麸和粒状杂物、无异味的整麦粒。燕麦片是燕麦粒轧制而成的，呈扁平状，直径约接近于黄豆粒，形状完整。

● 燕麦要放置在干燥的地方，密封保存；保存时间不宜太长，否则容易生虫。

### 养肝护肝最佳搭档

燕麦 + 黄豆 = 降低血脂。
燕麦 + 黄瓜 = 预防脂肪肝。
燕麦 + 牛奶 = 抗肝坏死。

### 营养师提醒

市场上有多种燕麦产品，其中燕麦片是最常见的一种。而多种燕麦片中又以纯燕麦片最为理想，因为它是由 100% 的燕麦为原料制作加工而成。

### 最佳食用方法

煮粥。

### 人群宜忌

| 宜食人群 | 脂肪肝、糖尿病、水肿、习惯性便秘、高血压、高脂血症、动脉硬化患者 |
| --- | --- |
| 不宜人群 | 肠胃湿滑、消化不良者 |

护肝小偏方

**燕麦莲子红枣粥**

燕麦洗净后用清水浸泡一会儿，与红枣、莲子一起放入锅中煮粥至熟，放白糖调味即可。燕麦莲子红枣粥可益肝和胃，缓解脂肪肝。

# 牛奶麦片粥

## 保护肝脏健康

材料　燕麦片100克，大米50克，鲜牛奶1袋（250毫升），白糖适量。

做法

❶ 大米淘洗干净，浸泡30分钟。

❷ 锅内倒入适量清水，放入大米，大米煮沸后转小火煮约30分钟至粥稠烂，加入鲜牛奶，以中火煮沸，再加入燕麦片拌匀，熟后用白糖调味。

功效　燕麦富含维生素E和不饱和脂肪酸，可抗肝坏死和阻止肝细胞脂肪变性；牛奶富含钙、蛋白质，可养肝。

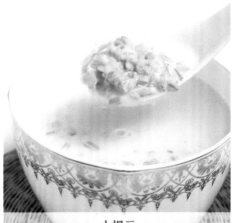

小提示

燕麦含有维生素E，可保护肺部不受外界污染，与百合搭配能够润肺止咳

# 凉拌燕麦面

## 减少肝脏脂质堆积

材料　燕麦面100克，黄瓜100克，盐、鸡精、香菜碎、蒜末、香油各适量。

做法

❶ 燕麦面加适量水和成光滑的面团，醒20分钟后擀成薄面片，将面片切成细丝后撒干燕麦面抓匀、抖开。

❷ 将燕麦手擀面煮熟，捞出过凉；黄瓜洗净，切成丝。

❸ 将黄瓜丝放在煮好的燕麦面上，加入盐、鸡精、香菜碎、蒜末、香油调味。

功效　燕麦中含有 β - 葡聚糖，能调节肠道菌群，防止便秘，起到排毒瘦身的作用。

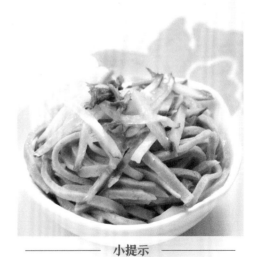

小提示

燕麦一次不宜吃得太多，吃多了会造成胃痉挛或腹部胀气

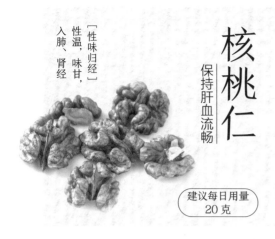

[性味归经]

性温，味甘，
入肺、肾经

# 核桃仁

保持肝血流畅

中医认为，核桃有健胃、补血、润肺、养神等食疗功效。古代名医将核桃列为久服轻身益气、延年益寿的上品。

建议每日用量
20 克

## 养肝功效

● 核桃油含有不饱和脂肪酸，可降低血液中胆固醇和三酰甘油的含量，还可清除附着在血管上的胆固醇，具有清洁血液的作用，进而有保护肝脏的作用。

● 核桃所含的锌、锰，可使血管保持弹性，促进脂类代谢，避免内脏脂肪堆积，有利于肝脏的健康。

## 选存窍门

● 核桃应选外壳薄而干净，核桃仁丰满，果肉上的薄膜呈淡黄色或浅琥珀色，掰开后果仁肉质洁白的。

● 看核桃皮上的花纹，如果花纹相对多且浅，一定是不错的核桃。因为花纹处曾是在核桃生长过程中为核桃输送养料的脉络，花纹越多，核桃吸收的养料也会越多。

● 由于核桃中含有大量的多不饱和脂肪酸，因此容易变质。核桃应放在阴凉处或者冰箱中保存，一般可以保存 6 个月。

## 养肝护肝最佳搭档

核桃仁 + 鸡肉 = 降低胆固醇，保护肝脏。

核桃仁 + 韭菜 = 补肝壮阳。

核桃仁 + 红枣 = 补养肝血。

## 营养师提醒

吃核桃时不要把核桃仁表面的褐色薄皮剥掉，这样会损失其中的一部分营养。

## 最佳食用方法

炒食、煮粥、打汁。

## 人群宜忌

| 宜食人群 | 一般人群均可食用，肾虚、肺虚、神经衰弱、气血不足、癌症患者宜多食；尤其适合脑力劳动者 |
| --- | --- |
| 不宜人群 | 上火、腹泻的人 |

# 核桃鸡丁

**促进脂质代谢**

**材料** 鸡胸肉 200 克，核桃仁 10 克，枸杞子 10 克，西蓝花 100 克，料酒、盐、植物油各适量。

**做法**

❶ 鸡胸肉去皮、洗净切丁，加少许料酒、盐，拌匀后腌 15 分钟左右；核桃仁炒熟；枸杞子洗净；西蓝花洗净，切小朵，用开水焯烫后备用。

❷ 炒锅置火上，倒入植物油烧热，放腌好的鸡胸肉炒至变色，放入西蓝花、枸杞子，加盐炒匀，起锅放入核桃仁即可。

**功效** 降低胆固醇，保护肝脏。

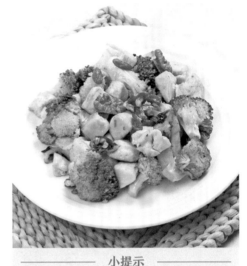

—— 小提示 ——

核桃仁不宜多食，因其含有较多油脂，会影响消化，多食易导致腹泻

# 核桃仁炒韭菜

**补肝益肾**

**材料** 韭菜 200 克，核桃仁 100 克，盐 4 克，鸡精适量。

**做法**

❶ 韭菜择洗干净，切段。

❷ 锅置火上，放油烧热，放入核桃仁炸黄，捞出备用。

❸ 锅底留油烧热，放入韭菜段翻炒均匀，放入核桃仁，加盐、鸡精调味，翻炒至韭菜熟后，盛出即可。

**功效** 韭菜性温，味辛，具有补肾的作用；核桃可补肝强肾。

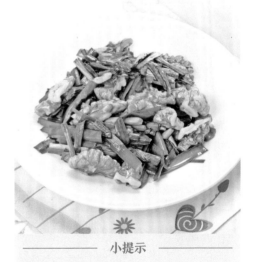

—— 小提示 ——

核桃仁不能与野鸡肉、酒同食，否则容易上火生痰

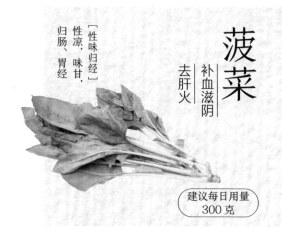

[性味归经]

性凉，味甘，归肠、胃经

# 菠菜

## 补血滋阴 去肝火

建议每日用量 300 克

菠菜具有利五脏、活血脉、通胃肠、开胸膈、调中气、止烦渴、解酒毒、润肺的功效。菠菜炒熟后其性平和，有通小便、清积热、促进胃肠和胰腺分泌、帮助消化吸收的功用。

[食材小知识]

菠菜是两千多年前波斯人栽培的菜蔬，也叫作"波斯草"，后在唐朝时由尼泊尔人带入中国。

## 养肝功效

● 菠菜有"营养模范生"之称，富含维生素和矿物质，能够防止毒素对肝细胞的损害，可保护肝脏。

菠菜含有丰富的胡萝卜素，有养肝明目的功效，可以保护视力，防治夜盲症。

● 菠菜含有丰富的铁，有养肝补血、预防缺铁性贫血的功效。

## 选存窍门

● 选购菠菜，以色泽浓绿，根为红色，不着水，茎叶不老，无抽薹开花，不带黄烂叶的为佳。

● 购买菠菜后不宜长时间存放，以免造成维生素 C 流失。

## 养肝护肝最佳搭档

菠菜 + 猪肝 = 养肝护肝。
菠菜 + 鸡蛋 = 养肝明目。

## 营养师提醒

烹调菠菜前宜焯水，因为菠菜富含草酸，草酸会影响人体对钙的吸收，焯水可减少菠菜中草酸的含量。

## 最佳食用方法

凉拌、炒食、煲汤。

## 人群宜忌

| 宜食人群 | 高血压、糖尿病、贫血、维生素 C 缺乏患者 |
|---|---|
| 不宜人群 | 脾胃虚弱、肾气虚弱者 |

护肝小偏方

### 菠菜蛋花汤

菠菜 120 克切段，鸡蛋 2 个打散。将水烧开，撒入蛋花和菠菜，汤沸后加入适量香油和盐。菠菜蛋花汤具有补肝明目、补气养血等功效。

# 菠菜猪肝粥

**防治缺铁性贫血**

**材料** 新鲜猪肝50克,大米100克,菠菜30克,盐5克,鸡精少许。

**做法**

❶ 猪肝冲洗干净,切片,入锅焯水,捞出沥水;菠菜洗净,焯水,切段;大米淘洗干净,用水浸泡30分钟。

❷ 锅置火上,倒入适量清水烧开,放入大米大火煮沸后改用小火慢熬。

❸ 粥将熟时,将猪肝放入锅中煮熟,再加菠菜稍煮,然后加盐、鸡精调味。

**功效** 猪肝和菠菜都富含铁元素,可养肝、净化血液,预防、改善缺铁性贫血。

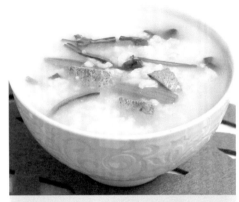

**—— 小提示 ——**

买回猪肝后要在自来水龙头下冲洗一下,然后置于盆内浸泡1~2小时消除残血。注意水要完全浸没猪肝

# 鸡蛋炒菠菜

**促进视力发育**

**材料** 菠菜150克,鸡蛋2个,葱末、姜末、盐、植物油各3克。

**做法**

❶ 菠菜洗净,焯水,盛出切段;鸡蛋打成蛋液,炒成块盛出。

❷ 油锅烧热,爆香葱末、姜末,放菠菜炒至断生,加盐,倒入鸡蛋翻匀即可。

**功效** 菠菜中所含的胡萝卜素,可在人体内转化成维生素A,能保护视力和上皮细胞的健康。

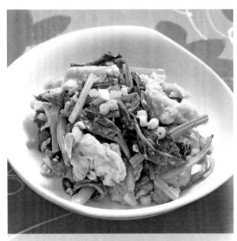

**—— 小提示 ——**

菠菜焯烫别太狠,如果有微波炉,可以将菠菜放入微波炉高火加热约1分钟,这样就不用过凉水了

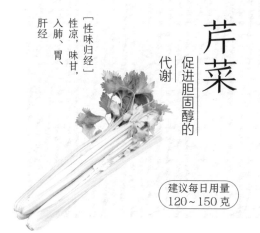

# 芹菜

促进胆固醇的代谢

[性味归经]

性凉，味甘，入肺、胃、肝经

建议每日用量
120～150克

芹菜有水芹、旱芹两种，性能相似，但药用以旱芹为佳，故称"药芹"，其香气较浓，又名"香芹"。芹菜具有健脾养胃、清热除烦、平肝、利水消肿、凉血止血的功效。

[ 食材小知识 ]

芹菜原产于地中海沿岸的沼泽地带，现在世界各国已普遍栽培。我国芹菜栽培始于汉代，至今已有两千多年的历史。

## 养肝功效

● 芹菜中的膳食纤维能刺激肠道蠕动，加速身体废物排出，避免脂肪堆积。

● 芹菜可促进胆固醇的代谢，对脂肪肝、肝炎、肝硬化有一定的防治作用。

## 选存窍门

● 选购芹菜，以叶茎外面光滑、脆嫩，不带黄叶、老梗，无污染、虫伤的为佳。水芹矮小柔弱，呈淡绿色，香味淡。香芹高大强健，颜色较深，香味较浓。

● 将芹菜捆好，用保鲜袋、保鲜膜将茎叶部分包严，然后将芹菜根部朝下放入清水盆中，一周内不黄不蔫。

## 养肝护肝最佳搭档

芹菜 + 虾仁 = 护肝脏，促排毒。
芹菜 + 核桃仁 = 平肝降压，通便。
芹菜 + 醋 = 降脂，预防脂肪肝。

## 营养师提醒

芹菜叶中所含的胡萝卜素和维生素 C 比茎中多，因此吃芹菜时不要把能吃的嫩叶扔掉。

## 最佳食用方法

炒食、凉拌、煲汤、煮粥。

## 人群宜忌

| 宜食人群 | 痢疾、高血压、冠心病、肥胖症、糖尿病、肠癌患者 |
| --- | --- |
| 不宜人群 | 脾胃虚寒、大便溏泄者 |

护肝小偏方

### 凉拌芹菜

将芹菜用热水焯一下后切段，拌入酱油、味精、精盐、糖、醋即可食用。凉拌芹菜可防治脂肪肝。

# 核桃仁拌芹菜

**平肝降压**

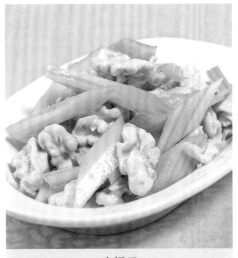

**材料** 核桃仁 50 克，芹菜 250 克，盐、鸡精、香油、植物油各适量。

**做法**

❶ 核桃仁拣去杂质；芹菜择洗干净，入沸水锅中焯透后捞出沥干水分，晾凉，切段。

❷ 炒锅置火上，倒入适量植物油，待油烧至五成热时放入核桃仁炒熟，盛出。

❸ 将芹菜段和核桃仁放入盘中，用盐、鸡精和香油调味即可。

**功效** 平肝火，降脂降压。

—— 小提示 ——
芹菜焯水时，最好整棵焯水后再切，这样可减少营养素的流失

# 芹菜炒虾仁

**避免脂肪堆积**

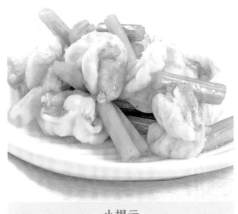

**材料** 芹菜 400 克，虾仁 50 克，葱末、姜丝、料酒、鸡精、盐、清汤、水淀粉、植物油各适量。

**做法**

❶ 将芹菜去叶，洗净切斜段，用沸水焯1分钟后捞出沥干；将虾仁洗净备用。

❷ 锅加热倒油，烧热后放虾仁翻炒几下，然后放葱末、姜丝翻炒至虾仁稍变颜色，再放芹菜翻炒片刻，加盐、料酒、鸡精、清汤炒匀，用水淀粉勾芡后即可出锅。

**功效** 芹菜富含膳食纤维，能加速身体废物的排出，减少脂肪堆积。

—— 小提示 ——
芹菜烹调时不要炒得熟烂，以免多种无机盐和维生素流失

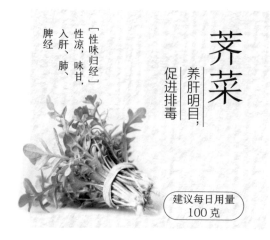

# 荠菜

**养肝明目，促进排毒**

[性味归经]

性凉，味甘，入肝、肺、脾经

建议每日用量 100 克

荠菜是一种可食用的野菜，荠菜的营养价值很高，还有很高的药用价值，具有和脾、利水、止血、明目的功效，常用于调理产后出血、痢疾、水肿、肠炎、胃溃疡、感冒发热、目赤肿痛等病症。

[食材小知识]

荠菜的栽培起源于东欧和小亚细亚，其拉丁种名来自拉丁语，意思是小盒子、牧人的钱包，是形容它的角果形状像牧人的钱包。

## 养肝功效

荠菜富含蛋白质、维生素 A 和粗纤维，可加快肝脏排毒的速度。

## 选存窍门

● 挑选荠菜，首先要挑选那种深绿色的荠菜，单棵生长的为好；又粗又大的荠菜最好不买，因为这种荠菜一般紧挨农田，被喷洒农药的可能性较大；开花的荠菜不要购买。

● 保存荠菜，先晒干表面的水分，装入保鲜袋中，放冰箱的冷藏室中保鲜即可。随吃随取，一般可以保鲜 5 天左右。

## 养肝护肝最佳搭档

荠菜＋猪瘦肉＝除肝火，治头晕。
荠菜＋粳米＝调理慢性肝炎。
荠菜＋豆腐＝利肝明目。

## 营养师提醒

荠菜不宜久烧久煮，时间过长会破坏其营养成分，也会使颜色变黄。

## 最佳食用方法

凉拌、榨汁、拌馅。

## 人群宜忌

| 宜食人群 | 痢疾、水肿、淋病、吐血、便血、血崩、月经过多、目赤肿痛、高脂血症、高血压、冠心病、肠癌及痔疮患者 |
|---|---|
| 不宜人群 | 便清泄泻及阴虚火旺者 |

护肝小偏方

**荠菜茶**

每年春季采集荠菜，洗净晾干后切碎。每次取 10 ~ 15 克用沸水冲泡，可以长期服用。能调理肝阳上亢型头晕目眩之高血压病患者。

# 荠菜豆腐汤

**利肝明目，降压止血**

**材料** 荠菜 160 克，嫩豆腐 200 克，香
油、盐、淀粉、味精各适量。

**做法**

❶ 荠菜留根洗净切碎，豆腐切块备用。

❷ 起汤锅，放入清水，加豆腐块，待水
沸后加入荠菜。

❸ 荠菜已熟，加入淀粉勾芡。

❹ 加入适量的香油、盐、味精，起锅
即食。

**功效** 此汤绿白相间，色鲜味美，据说是
名医扁鹊喜食之方，具有利肝明
目、降压止血、清热散血等功能。

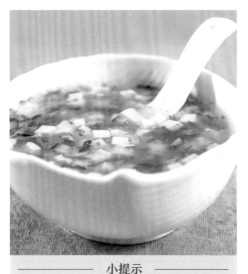

—— 小提示 ——

荠菜焯好后可多漂洗几次，或多浸泡一
会儿，能去除涩味

# 荠菜粳米粥

**调理慢性肝炎**

**材料** 荠菜 100 克，粳米 40 克，香油、
盐各适量。

**做法**

❶ 将荠菜洗净切碎，加盐少许拌匀，
备用。

❷ 粳米洗好加水入锅，大火煮开后放入
荠菜，要将荠菜浸没在粥汤内。煮沸
后淋上香油即可食用。

**功效** 具有利肝明目的功效。慢性肝炎、
高血压、动脉粥样硬化、冠心病
等患者，春季可做早餐来食。

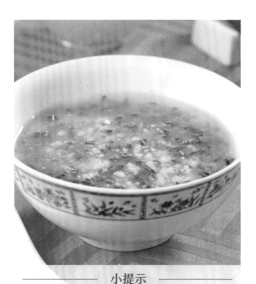

—— 小提示 ——

建议不要加蒜、姜、料酒来调味，以免
破坏荠菜本身的清香味

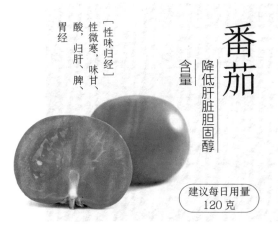

# 番茄

降低肝脏胆固醇含量

[性味归经] 性微寒，味甘、酸，归肝、脾、胃经

番茄富含维生素C和强抗氧化成分番茄红素，可以对抗自由基损害，对女性美白肌肤、延缓衰老具有特殊意义，还有润肠养胃、降脂降压的作用。

建议每日用量
120克

## 养肝功效

● 番茄中的维生素C含量丰富，具有良好的护肝作用。

● 番茄果胶可以降低肝中胆固醇的含量，对预防脂肪肝有一定的效果。

● 番茄中的膳食纤维与体内生物盐结合后，可由消化道排出体外，而体内生物盐需由胆固醇来补充，这样随着体内生物盐的排出，血液中的胆固醇也就逐渐减少了。

## 选存窍门

● 番茄要选自然成熟的：外观圆滑，捏起来很软，蒂周围有些绿色，籽为土黄色，肉红、沙瓤、多汁。而催熟的番茄蒂部几乎没有绿色，且多畸形、尖顶、硬芯，不要买。

● 如果要生吃，就买粉红色的，因为这种番茄酸味淡，生吃较好；要熟吃，就买大红色的。

● 将番茄放在保持不受8℃以下冻害的暖和房间内，可覆盖薄膜或用塑料袋贮存，待果实红熟后再把温度降至5~7℃保存。

## 养肝护肝最佳搭档

番茄 + 鸡蛋 = 排出胆固醇。

番茄 + 牛腩 = 清热止渴，养阴。

番茄 + 西瓜 = 清热生津。

## 营养师提醒

番茄生吃可更好地吸收维生素，熟吃则可使人体更好地吸收番茄红素。

## 最佳食用方法

生吃、炒菜、榨汁、做汤炒食、凉拌、煲汤、煮粥。

## 人群宜忌

| 宜食人群 | 习惯性牙龈出血、高血压、急慢性肝炎、急慢性肾炎、近视眼患者 |
|---|---|
| 不宜人群 | 急性肠炎、细菌性痢疾及溃疡患者 |

# 番茄炒鸡蛋

**排出肝脏胆固醇**

**材料** 番茄1~2个、鸡蛋2个，盐、白糖、植物油各适量。

**做法**

❶ 番茄洗净、切块。

❷ 鸡蛋冲洗，磕开，打散，炒成鸡蛋块，备用。

❸ 锅烧热，倒少许油，放入番茄块翻炒约2分钟，投入鸡蛋块，使番茄与鸡蛋块混合，再加入白糖、盐，翻炒1分钟即可。

**功效** 减少血液中的胆固醇和脂肪堆积。

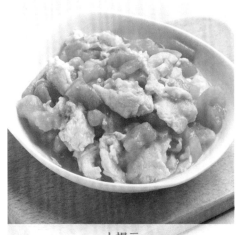

—— 小提示 ——

炒制此菜时，要大火速成。这样能保护番茄和鸡蛋的营养

# 番茄牛腩

**养阴凉血，延缓衰老**

**材料** 番茄250克，瘦牛肉200克，花椒、姜丝、酱油、盐、酒酿、鲜汤、葱段、料酒、植物油各适量。

**做法**

❶ 番茄洗净，去蒂，切小片；瘦牛肉洗净，切块，用盐、料酒、姜丝、葱段拌匀，腌渍1小时。

❷ 锅内倒入植物油，烧至七成热，加花椒炸香，倒入牛肉块煸熟，下入番茄片翻炒。

❸ 加入鲜汤、盐、酱油、酒酿调味，烧至汤汁黏稠即可。

**功效** 清热止渴，养阴凉血。

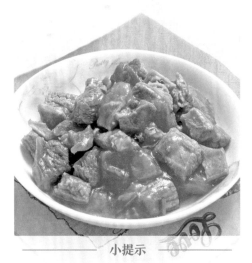

—— 小提示 ——

牛肉与橄榄相克，同食可能会引起身体不适

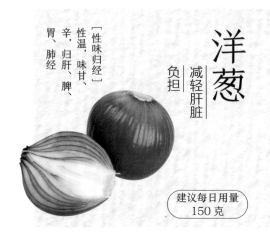

[性味归经]
性温，味甘、
辛，归肝、脾、
胃、肺经

# 洋葱
减轻肝脏
负担

建议每日用量
150 克

据测定，洋葱含有前列腺素 A、二烯丙基二硫化物及硫氨基酸等成分，具有降血压、降血脂和预防血栓形成的功能。

## 养肝功效

● 洋葱中的二烯丙基硫化物、丙烯基二硫化物和硫氨基酸、蒜氨基酸等具有防治肝脏脂肪的作用，都有助于保护肝脏。

## 选存窍门

● 选购洋葱时，表皮越干越好，包卷度越紧密越好。

● 洋葱表皮颜色有橘黄色和紫色两种，橘黄色皮的洋葱层次较厚，水分较多，口感相对较脆。而紫色皮的洋葱水分少，层次比较薄，口感次之。

● 相对来说，黄皮的洋葱较甜，而紫皮的洋葱较辣。

● 储藏洋葱时，应把它们单层平铺，或者将它们放在悬挂的篮子里，或者放在底部垫高的多孔的碗里，这样才会达到多面通风之效。

## 养肝护肝最佳搭档

洋葱 + 鸡蛋 = 扩张血管，降低血黏度。

洋葱 + 青椒 = 预防脂肪肝。

洋葱 + 牛肉 = 减少脂肪吸收。

## 营养师提醒

洋葱不可与甜椒一同炒，甜椒中的分解酶会破坏洋葱中的维生素 C，降低营养价值。

## 最佳食用方法

炒菜、榨汁。

## 人群宜忌

| 宜食人群 | 高血压、高脂血症、动脉硬化等心血管疾病患者以及糖尿病、癌症、急慢性肠炎患者 |
|---|---|
| 不宜人群 | 有皮肤瘙痒性疾病和患有眼疾、眼部充血者慎食 |

# 洋葱炒牛肉

减少脂肪吸收

**材料** 洋葱 250 克，瘦牛肉 50 克，葱花、料酒、水淀粉、盐、植物油、鸡精各适量。

**做法**

❶ 洋葱去老皮，去蒂，洗净，切丝；牛肉洗净，切片，加料酒和水淀粉抓匀，腌渍 15 分钟。

❷ 炒锅置火上，倒入适量植物油，待油烧至七成热，加葱花炒香，放入牛肉片滑熟，淋入适量清水。

❸ 加洋葱丝炒熟，用盐和鸡精调味即可。

**功效** 能杀菌、促进消化、补钙、降血压、降血脂。

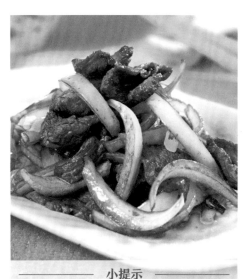

—— 小提示 ——

切牛肉要顺纹切条，横纹切片，这样切出来的牛肉才会嫩滑

# 翠丝同心圆

减轻肝脏负担

**材料** 洋葱 300 克，青椒、红椒各 30 克，盐适量。

**做法**

❶ 将洋葱洗净，切成圆环状；将青椒、红椒分别洗净，去蒂，去籽，切丝。

❷ 锅置火上烧热，放油烧至五成热，放入青椒丝、红椒丝翻炒 2 分钟。

❸ 放入洋葱圈、盐炒匀，待洋葱稍微变色即可。

**功效** 洋葱促进肝脏排毒，有抗衰老的作用，还可以为肝脏减轻负担。

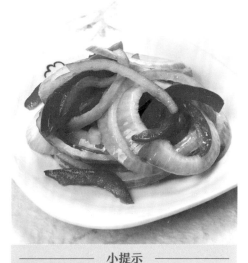

—— 小提示 ——

切洋葱的时候把洋葱放水中泡一下，可以防止洋葱辣眼

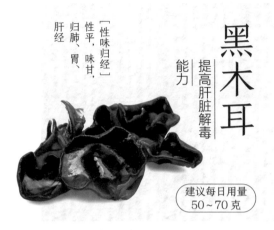

# 黑木耳

能力 提高肝脏解毒

[性味归经]
性平，味甘，
归肺、胃、
肝经

木耳是我国东北最著名的"山珍"之一，含有人体必需的 8 种氨基酸和维生素，具有较高的营养价值和一定的药用价值。有补血、清理肠道等作用。

建议每日用量
50～70 克

## 养肝功效

● 黑木耳中的多糖能够抑制胆固醇在血管壁上的沉积，防止动脉硬化和血栓的形成，减轻血液对血管壁的压力，起到降低血压的作用。

## 选存窍门

● 看外形：优质木耳卷曲紧缩，叶薄且没有完整轮廓；掺假木耳含有大量米汤和糖，其形态膨胀，显得肥厚，少卷曲且边缘较为完整。

● 看颜色：质量好的木耳呈乌黑色，色泽均匀；掺假木耳为黑灰色，并伴有白色的附着物。

● 尝味道：优质木耳放进嘴里咀嚼，有鲜味感；而掺假木耳有甜味。

## 养肝护肝最佳搭档

黑木耳 + 黄瓜 = 防止胆固醇堆积。
黑木耳 + 胡萝卜 = 疏通血管，呵护肝脏。

## 营养师提醒

干木耳烹调前宜用温水泡发，泡发后仍然紧缩在一起的部分不宜吃，否则会影响健康。

## 最佳食用方法

炒菜、凉拌。

## 人群宜忌

| 宜食人群 | 一般人均可食用，尤其适合血脂异常患者、心脑血管疾病患者、结石患者、缺铁的素食者 |
|---|---|
| 不宜人群 | 出血性疾病患者 |

# 木耳拌黄瓜

**减少脂肪堆积**

材料　水发黑木耳、黄瓜各100克，醋、白糖、盐、辣椒油、鸡精各适量。

做法

❶ 将水发黑木耳择洗干净，入沸水中焯，待水开后立即捞出沥干水分，晾凉切丝；将黄瓜洗净，去蒂，切丝。

❷ 取小碗，根据自己的口味放入醋、白糖、盐、鸡精和辣椒油搅拌均匀，制成调味汁。

❸ 取盘，放入黄瓜丝和黑木耳丝，淋上调味汁拌匀即可。

功效　减少脂肪在体内堆积，有效预防脂肪肝。

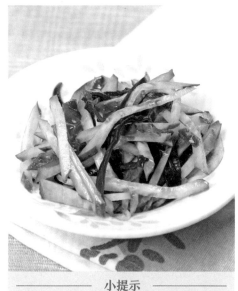

—— 小提示 ——

洗涤木耳最好的办法是使用盐水冲洗

# 胡萝卜炒木耳

**疏通血管，呵护肝脏**

材料　胡萝卜120克，水发木耳50克，葱段、姜丝、料酒、盐、鸡精、植物油各适量。

做法

❶ 将胡萝卜、木耳洗净，去蒂，切成丝。

❷ 锅中放少量油，烧热后，用葱段、姜丝爆锅，烹入料酒，倒入胡萝卜丝、木耳丝煸炒，加盐和少许清水，稍焖，待熟后，用鸡精调味即可。

功效　木耳对防治冠心病和肝病十分有益。胡萝卜中的 β－胡萝卜素能够转化成维生素A，可以保持血管畅通。

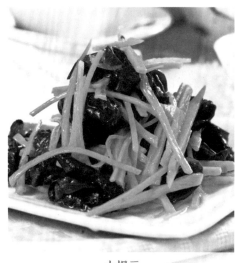

—— 小提示 ——

木耳不要在水中浸泡过长时间，否则木耳内的维生素会流失，营养价值降低

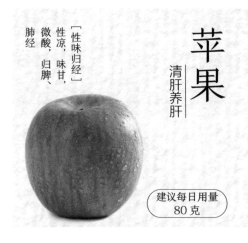

[性味归经]
性凉，味甘、微酸；归脾、肺经

# 苹果
清肝养肝

建议每日用量
80 克

苹果酸甜可口、营养丰富，是老幼皆宜的水果。苹果的营养价值与医疗价值都很高，被越来越多的人称为"全方位的健康水果"。苹果具有生津润肺、清热化痰、补中益气的食疗功效。

[食材小知识]

苹果在中国已经有两千多年的栽培历史，相传夏禹吃的"紫柰"，就是红苹果，可见苹果在中国已经有很悠久的历史了。

## 养肝功效

● 苹果富含膳食纤维，可以清除体内的垃圾，有助于人体内部毒素的排出，减少脂肪堆积。

● 苹果中的钾、有机酸等，可以促进肠胃的蠕动，使粪便松软，排便顺畅，从而减少人体对胆固醇的吸收。

## 选存窍门

● 新鲜苹果色泽美观；成熟的苹果有一定的果香味，果肉质地紧密。在果皮表面用指腹轻轻按压，出现凹陷的是过熟的苹果。

● 购买苹果时，要选择质量较好，没有烂点的苹果，并放在温度尽可能低的地方，但不能上冻。

## 养肝护肝最佳搭档

苹果 + 玉米 = 降低胆固醇。
苹果 + 绿茶 = 清肝火。
苹果 + 西芹 = 促进肝脏排毒。

## 营养师提醒

苹果宜在饭前 1 小时或饭后 2 小时吃。如果饭后立即吃苹果，不但不利于消化，还会造成胀气和便秘。

## 最佳食用方法

生吃、榨汁、熬汤、煮粥。

## 人群宜忌

| 宜食人群 | 慢性胃炎、消化不良、气滞不通者 |
| --- | --- |
| 不宜人群 | 胃寒者、糖尿病患者 |

护肝小偏方

**苹果粥**

大米洗干净后煮成粥，将苹果、菠萝切成颗粒，放入粥中加白糖拌匀即可食用，有醒酒平肝的功效。

# 绿茶苹果饮

**清肝火，美肌肤**

**材料** 苹果 300 克，绿茶粉 15 克，蜂蜜适量。

**做法**

❶ 苹果洗净，去皮，去核，切小丁，放入果汁机中，加入适量的饮用水搅打。

❷ 将打好的苹果汁倒入杯中，加入蜂蜜和绿茶粉搅拌均匀即可。

**功效** 苹果富含维生素 C 和膳食纤维，可以滋养皮肤，与含有抗氧化成分的绿茶粉一起饮用，可以强化维生素 C 的功效，还可以清肝火，使肌肤美白。

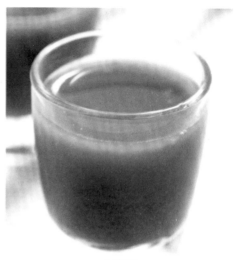

—— 小提示 ——

肠胃虚弱者及女性生理期应尽量少加绿茶粉

# 苹果玉米汤

**减少胆固醇的吸收**

**材料** 苹果、玉米、鸡腿各 100 克，姜片适量。

**做法**

❶ 鸡腿去皮，焯一下；苹果、玉米洗净，苹果切成块。

❷ 锅置火上，倒入适量清水，然后放入鸡腿、玉米、苹果和姜片，大火煮沸，再转小火煲 40 分钟即可。

**功效** 苹果富含膳食纤维，可以帮助清除体内的垃圾，有助于人体内毒素的排出，减少脂肪堆积。炖汤喝，排出体内多余垃圾的作用更强，预防脂肪肝的作用更佳。

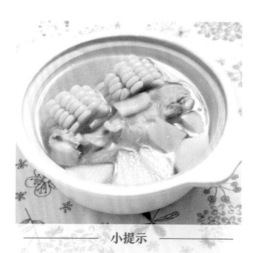

—— 小提示 ——

苹果中的维生素、果胶、抗氧化物质等营养成分多含在皮和近核部分，所以应该将苹果洗干净后食用，表皮尽量不要削去

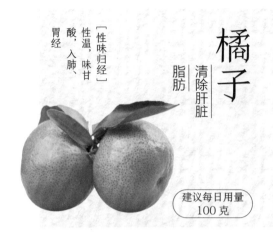

# 橘子

脂肪　清除肝脏

[性味归经]
性温，味甘
酸，入肺、
胃经

建议每日用量
100克

橘子常与柑子一起被统称为柑橘，其颜色鲜艳、酸甜可口，为常见水果之一。橘子营养丰富，含大量维生素C、枸橼酸及葡萄糖等十余种营养物质。

## 养肝功效

● 橘子中的肌醇是水溶性纤维素，是B族维生素中的一种，能通畅体内脂肪循环，防止多余的脂肪存积在肝脏中，可以有效防止脂肪肝，被称为"抗脂肪肝维生素"。

● 橘子中的膳食纤维和果胶能促进胆固醇的排出，减少血液中血脂含量；橘皮苷可以降低胆固醇在血管内的沉积。

## 选存窍门

● 挑选橘子，应该以表皮光滑、没有突起的斑点、没有伤痕的为佳。

● 太大的橘子会缺少橘子味，不建议挑选个头大的橘子。

● 把橘子放到篮子里或纸箱中，放在屋内通风处，但不能让风直接吹到它们，以免丢失水分。可将橘子放到桌上或柜上，这样容易保鲜。

## 养肝护肝最佳搭档

橘子 + 银耳 = 改善体脂循环。

橘子 + 玉米 = 利于维生素的吸收。

橘子 + 山楂 = 疏肝理气，活血化瘀。

## 营养师提醒

吃橘子时很多人习惯将橘络扔掉，其实橘络有理气通络、祛痰止咳的作用，最好一起食用。

## 最佳食用方法

生吃、榨汁、熬粥。

## 人群宜忌

| 宜食人群 | 一般人均可食用。尤其适合高血压、冠心病、心脑血管病患者 |
| --- | --- |
| 不宜人群 | 风寒感冒咳嗽者、脾胃虚弱、女性生理期及产妇 |

## 山楂橘子羹

疏理肝气，保护肝脏

**材料** 山楂糕、橘子各 250 克，白糖、水淀粉各适量。

**做法**

❶ 将山楂糕切成碎块；橘子去皮及核，并切成块。

❷ 锅置火上，加入适量清水，水沸后将山楂糕放入锅中煮 15 分钟，再放入白糖和橘子，水开后勾稀芡即可。

**功效** 山楂富含维生素 C，可以降压降脂，防治脂肪肝；橘子可促进肝脏细胞代谢，调理肝脏疾病。

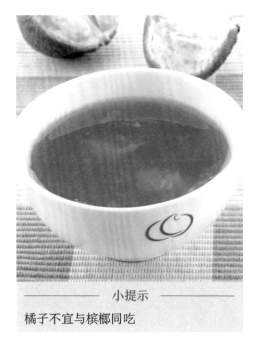

—— 小提示 ——

橘子不宜与槟榔同吃

## 橘瓣银耳羹

改善体内脂肪循环

**材料** 橘子 100 克，银耳 15 克。

**做法**

❶ 将银耳用清水泡发，择洗干净，撕成小朵；把橘子洗净，去皮，分瓣。

❷ 锅置火上，放入银耳和适量清水，大火烧开后转小火煮至汤汁略稠，加橘子瓣即可。

**功效** 橘子中的营养物质能通畅体内脂肪循环，防止多余的脂肪存积在肝脏中。

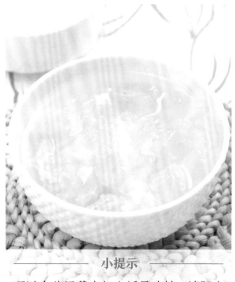

—— 小提示 ——

可以在此汤羹中加入适量冰糖，清肝火作用更强

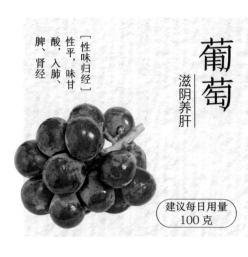

## 葡萄

[性味归经] 性平,味甘 酸,入肺、脾、肾经

滋阴养肝

葡萄营养丰富,被誉为"水果皇后"。葡萄富含糖、有机酸、矿物质、含氮物质、氨基酸、多种维生素和对人体有益的活性物质,具有补肝肾、益气血、强筋骨、利小便的食疗功效。

建议每日用量
100 克

## 养肝功效

● 葡萄中的果酸能促进肠胃消化吸收,增强食欲,对预防肝炎后脂肪肝的形成有良好的防治作用。

● 葡萄皮含丰富的白藜芦醇和黄酮类物质,可降低血液中的胆固醇含量。葡萄酒在增加血浆中高密度脂蛋白的同时,能减少低密度脂蛋白含量,减少脂肪堆积,减轻肝脏的压力。

## 选存窍门

● 葡萄应选枝梗新鲜牢固、果粒饱满、青籽和瘪籽较少、外有白霜的,用手轻轻提起葡萄粒时,果粒牢固、不易脱落的为佳。

● 葡萄不要冲洗,直接用碟子装起来然后用保鲜膜密封保存,减缓氧化。

## 养肝护肝最佳搭档

葡萄 + 枸杞子 = 补血养肝。
葡萄 + 芦笋 = 减轻肝脏压力。
葡萄 + 糯米 = 防贫血,除疲劳。

## 营养师提醒

吃葡萄后不要马上喝水,不然可能会在短时间内引起腹泻。

## 最佳食用方法

榨汁、熬粥。

## 人群宜忌

| 宜食人群 | 肾炎、高血压、神经衰弱、肺虚咳嗽、盗汗、癌症患者 |
|---|---|
| 不宜人群 | 糖尿病、便秘患者 |

护肝小偏方

**葡萄麦片牛奶**

在牛奶中放入少量盐并煮开,放入麦片、葡萄、杏仁等煮熟,再加入适量白糖即可食用,能够缓解慢性肝炎。

# 香蕉葡萄粥

**补肝肾，益肠胃**

**材料** 香蕉 50 克，葡萄干 20 克，糯米 120 克，熟花生仁 20 克，冰糖适量。

**做法**

❶ 将香蕉剥皮，切成小丁；葡萄干洗净；熟花生仁去皮后用刀剁碎；糯米洗净后用水浸泡 1 小时。

❷ 锅置火上，放入清水和糯米，大火煮开后，转小火熬煮 1 小时左右，将葡萄干、冰糖放入粥中，熬煮 20 分钟后加入香蕉丁、花生仁碎即可。

**功效** 葡萄可补肝肾、益气血，香蕉有润肠通便的功效。

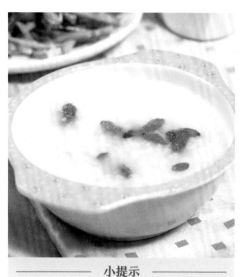

—— 小提示 ——

熟花生仁不要用五香口味的，以免影响粥的甜香味道

# 葡萄芦笋汁

**减轻肝脏压力**

**材料** 葡萄 50 克，芦笋 200 克，蜂蜜适量。

**做法**

❶ 将葡萄洗净，去核；将芦笋洗净，切小段。

❷ 将上述食材倒入全自动豆浆机中，加入少量凉饮用水，按下"果蔬汁"键，搅打均匀后倒入杯中，加入蜂蜜调味即可。

**功效** 葡萄皮含丰富的白藜芦醇和黄酮类物质，可降低血液中的胆固醇含量，减少脂肪堆积，减轻肝脏的压力。

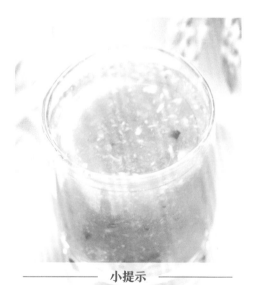

—— 小提示 ——

葡萄最好连皮一起吃，因为很多营养成分都在葡萄皮中

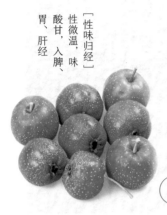

# 山楂
养肝降脂

[性味归经]
性微温,味
酸甘,入脾、
胃、肝经

建议每日用量
30 克

自古以来,山楂就是健脾开胃、消食化滞、活血化瘀的良药。山楂中的维生素C、胡萝卜素、钙、铁等营养素的含量较高,而且在加工中不易受到破坏。

## 养肝功效

● 山楂含有山楂酸、柠檬酸、酒石酸和黄酮类化合物,能降低血液中多余的脂肪和胆固醇。

● 山楂味酸,有养肝开胃的功效,有利于食物的消化吸收,有助于脂肪类食物的消化,促进脂肪的代谢。

## 选存窍门

● 颜色亮红的山楂是比较新鲜的,深红色的是存放时间稍长的。果皮上有虫眼或裂口的是劣质山楂,不要购买。另外,一般形状扁圆的山楂味道偏酸,近似正圆的味道则偏甜;果点密而粗糙的味道酸,小而光滑的味道甜。

● 山楂切片泡在蜂蜜里,在冰箱中存放1~2周;或者切片晒干,用于泡水。

## 养肝护肝最佳搭档

山楂 + 芹菜 = 补铁,补血,养肝,降压。

山楂 + 豆腐 = 分解体内脂肪,减轻肝脏负担。

山楂 + 大米 = 降压降脂,活血化瘀,疏肝。

## 营养师提醒

中医认为,山楂有消积化滞、收敛止痢、活血化瘀的功效。山楂可生食,也可用山楂干来煮粥、炖食,在炖肉时放几颗山楂既解油腻又能增加营养,还能促进肉食的消化、减少脂肪堆积。但是,胃酸过多的人和老人最好不要直接吃山楂,拿山楂泡水或煮粥更合适。

## 最佳食用方法

榨汁、熬粥、煲汤、炖肉。

## 人群宜忌

| 宜食人群 | 消化不良者以及心血管疾病、癌症、肠炎患者 |
| --- | --- |
| 不宜人群 | 孕妇、老人、儿童、胃酸分泌过多者 |

## 山楂大米粥

**降低胆固醇**

**材料** 山楂 25 克，大米 100 克。

**做法**

❶ 山楂洗净，去籽和蒂；大米淘洗干净。

❷ 锅置火上，加入适量清水煮开，放入山楂、大米煮沸，改小火熬煮成粥即可。

**功效** 可增加胃中的消化酶，对于油腻大餐后堆积在胃中的食物、脂肪，具有很强的消化作用，亦可降血压及胆固醇。

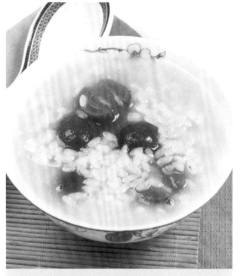

—— 小提示 ——

孕妇谨慎服用

## 山楂烧豆腐

**分解体内多余脂肪**

**材料** 鲜山楂 50 克，豆腐 200 克，葱花、姜末、盐、植物油各适量。

**做法**

❶ 将山楂用清水浸泡 5 分钟，洗净，去蒂，除籽；把豆腐洗净，切小块。

❷ 锅置火上，倒油烧至七成热，炒香葱花、姜末，放入豆腐块翻炒均匀，加少量清水大火烧开，转小火烧 5 分钟，下入山楂略炒，加盐调味即可。

**功效** 山楂中的脂肪酶可以促进体内多余脂肪的分解，有效减轻肝脏负担。

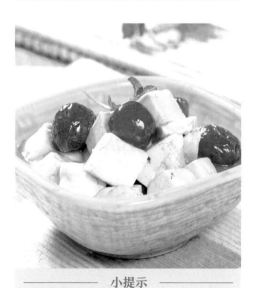

—— 小提示 ——

在炒菜时，有意识地少放一点植物油，是降低整道菜热量的一个好办法

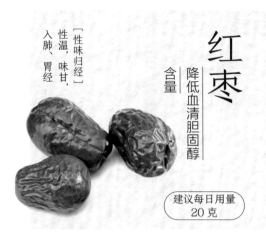

[性味归经]

性温，味甘，
入肺、胃经

# 红枣

含量

降低血清胆固醇

建议每日用量
20 克

红枣味道甘美、营养丰富，有"天然维生素丸"的美誉，既可鲜食，也可晒干或烘干食用。红枣具有补中益气、滋养阴血、养心安神的食疗功效。

## 养肝功效

● 红枣能够促进白细胞生成，降低血清胆固醇，提高血清血蛋白含量，保护肝脏。

● 红枣中的果糖、葡萄糖、低聚糖、酸性多糖等糖类物质可保护肝脏，减轻化学药物对肝脏的损害，保护肝脏健康。

## 选存窍门

● 鲜枣以果皮光滑新鲜、肉厚质脆、有香甜气味的为佳；买干红枣时要注意枣蒂，如果蒂端有穿孔或粘有咖啡色粉末，很有可能果肉已被虫蛀；另外，用手捏一下干红枣，感觉坚实而干燥的为上品；如果手感松软粗糙，说明还没干透，质量较差。

● 鲜枣不易保存，最好现买现吃；干枣可在常温下保存。

● 把红枣中混杂的干瘪枣和杂质挑出后，放入滚开的水中焯一遍，然后迅速捞出红枣，沥干水放在阳光下晒干，可以杀灭红枣表面的细菌，存放在干燥的密封容器内。

## 养肝护肝最佳搭档

红枣 + 桂圆 = 调理慢性肝炎。

红枣 + 牛肝 = 补养气血，补肝。

红枣 + 黑米 = 补肝，补血，明目。

## 营养师提醒

食用红枣前，用小刀在其表皮划出直纹，以帮助养分溢出。

## 最佳食用方法

生食、榨汁、熬粥、煲汤。

## 人群宜忌

| 宜食人群 | 一般人都可食用。更适宜脾胃气虚、倦怠乏力、血虚萎黄、贫血消瘦、失眠多梦患者 |
| --- | --- |
| 不宜人群 | 湿热痰湿、糖尿病患者 |

# 黑米红枣粥

**补血益气，养肝明目**

**材料**　黑米 80 克，红枣 40 克，大米 20 克，枸杞子 10 克，白糖 5 克。

**做法**

❶ 黑米淘洗干净，浸泡 4 小时；大米洗净，浸泡 30 分钟；红枣洗净，去核；枸杞子洗净。

❷ 锅置火上，倒适量清水大火烧开，再加黑米、大米和红枣煮沸，转用小火熬煮成粥，加入枸杞子煮 5 分钟，用白糖调味即可。

**功效**　有补肝、补血、养气、乌发等功效，对头昏、贫血、眼疾、高血压等有一定的食疗作用。

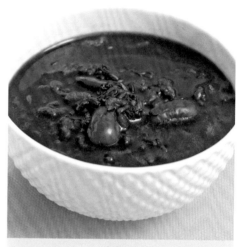

———— 小提示 ————

此粥也适合在冬季进补食用

# 桂圆红枣粥

**保护肝脏**

**材料**　糯米 100 克，桂圆肉 20 克，红枣 15 克，红糖适量。

**做法**

❶ 将糯米淘洗干净，浸泡 4 小时；将桂圆肉去杂质，洗净；将红枣洗净，去核。

❷ 锅置火上，加适量清水烧开，放入糯米、桂圆肉、红枣，用大火煮沸，转小火熬煮成粥，加入红糖搅匀。

**功效**　红枣中所含的果糖、葡萄糖、低聚糖、酸性多糖等糖类物质是保护肝脏的营养物质，对慢性肝炎、肝硬化等病症有较好的疗效。

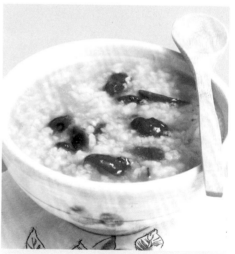

———— 小提示 ————

糯米和红枣可以提前泡软，煮起来比较省火，也比较软烂

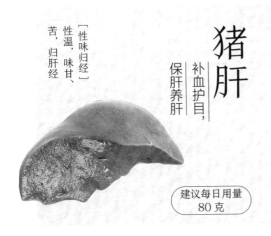

## 猪肝

补血护目，保肝养肝

[性味归经]
性温，味甘、苦，归肝经

建议每日用量
80克

猪肝为猪科动物猪的肝脏。猪肝含有丰富的铁、磷。铁、磷是造血不可缺少的原料。猪肝中含有丰富的维生素 A，常吃猪肝，可逐渐消除眼科病症。医学研究发现，猪肝具有多种抗癌物质，如维生素 C、硒等，而且猪肝还含有抗疲劳的特殊物质。

### 养肝功效

● 《随息居饮食谱》中说："猪肝明目，治诸血病。"猪肝中含有丰富的铁，有防治缺铁性贫血的功效。猪肝中含有大量的维生素 A 能保护眼睛，预防夜盲症。

● 猪肝含有微量元素硒，能增强免疫功能、保养肝脏，具有抗癌能力。

### 选存窍门

● 新鲜的猪肝，颜色呈褐色或紫色，有光泽，其表面或切面没有水泡，用手接触可感到很有弹性。如果猪肝的颜色暗淡，没有光泽，其表面起皱、萎缩，则是不新鲜的。

● 在鲜肝的表面，均匀地涂一层油，放入冰箱保存。

### 养肝护肝最佳搭档

猪肝 + 绿豆 = 调理肝血不足。
猪肝 + 银耳 = 养肝明目，润皮肤。
猪肝 + 菠菜 = 防治贫血。

### 营养师提醒

● 猪肝是猪的解毒器官，买回的鲜肝不要急于烹调，应先用自来水冲洗 10 分钟，然后放在水中浸泡 30 分钟后再烹调。

● 学会识别灌水猪肝。灌水后的猪肝虽然颜色还是红色，但明显发白，外形膨胀，捏扁后可以立即恢复，剖切时向外流水。

### 最佳食用方法

熬汤、炒食。

### 人群宜忌

| | |
|---|---|
| 宜食人群 | 适宜气血虚弱，面色萎黄，缺铁性贫血者食用；适用于肝血不足所致的视物模糊不清、夜盲、眼干燥症 |
| 不宜人群 | 患有高血压、冠心病、肥胖症及血脂高的人忌食 |

# 猪肝绿豆粥

**清热解毒，养血补肝**

**材料** 新鲜猪肝75克，大米100克，绿豆50克，盐4克，味精适量。

**做法**

❶ 绿豆、大米分别洗净，绿豆用水浸泡2小时，大米用水浸泡30分钟；新鲜猪肝洗净，切薄片。

❷ 锅置火上，倒适量清水烧开，再加绿豆、大米大火煮沸，转小火煮至九成熟后，将猪肝放入锅中同煮，熟后再加盐、味精调味即可。

**功效** 补肝养血、清热解毒、美容润肤，特别适合春季肝血不足导致的面色蜡黄等症状。

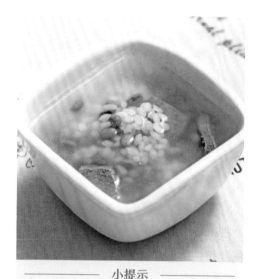

—— 小提示 ——

此粥还有提高视力、保护眼睛的功效，适合视力减退、视物不清的人食用

# 银耳猪肝粥

**养肝，护目，美容**

**材料** 大米100克，猪肝50克，干银耳20克，鸡蛋1个，盐5克，淀粉适量。

**做法**

❶ 干银耳放入温水中泡发，洗净，撕成小朵；猪肝洗净，切片；大米淘洗干净，用水浸泡30分钟。

❷ 将猪肝片放入碗中，加入盐、淀粉，打入鸡蛋，拌匀挂浆。

❸ 锅置火上，倒入适量清水烧沸，放入大米，大火煮沸后转小火熬煮至八成熟，加入猪肝鸡蛋浆，继续煮至粥熟。

**功效** 养肝明目，润肤美容。

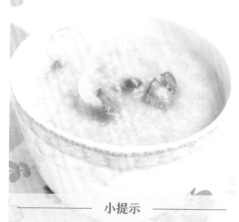

—— 小提示 ——

猪肝宜现切现做，因为新鲜的猪肝切后放置时间一长，汁液就会流出，不仅损失营养，而且做熟后会有许多颗粒凝结在猪肝上，影响外观

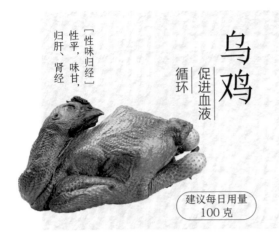

[性味归经]

性平，味甘，归肝、肾经

# 乌鸡

循环 | 促进血液

乌鸡也叫乌骨鸡，能够补益气血、填精益髓。乌鸡含有一种黑色素，具有清除自由基、延缓衰老、提高免疫功能的作用，对女性气血不足、痛经等病症有很好的效果。

[食材小知识]

乌鸡不仅喙、眼、脚是乌黑的，而且皮肤、肌肉、骨头和大部分内脏也都是乌黑的，因此被人们称为"黑了心的宝贝"。

建议每日用量
100克

## 养肝功效

● 乌鸡含有丰富的黑色素、蛋白质、B族维生素等18种氨基酸和微量元素，其中烟酸、维生素E、磷、铁、钾、钠的含量均高于普通鸡肉，胆固醇和脂肪含量却很低，可滋补肝肾、养血益精。

● 乌鸡中含有丰富的锰，有促进胆固醇在人体内转化、输送及排出的作用，可减轻肝脏的脂肪堆积。

## 选存窍门

选购乌鸡时，可观察鸡肉下方有无渗出血水，以血水较少的为佳，新鲜度较好。还可观察同样大小鸡肉的毛孔，粗大些的为佳，这表示鸡肉成熟度足。

## 养肝护肝最佳搭档

乌鸡 + 糯米 = 促进胆固醇排出。
乌鸡 + 红枣 = 补气血，调经。
乌鸡 + 竹荪 = 降低胆固醇的吸收。

## 营养师提醒

乌鸡连骨熬汤滋补效果最佳，可将其骨头砸碎，与肉、杂碎一起熬炖。最好不用高压锅，宜用砂锅熬炖。

## 最佳食用方法

炖汤、熬粥。

## 人群宜忌

| 宜食人群 | 体虚血亏、肝肾不足、脾胃不健的人适宜食用 |
| --- | --- |
| 不宜人群 | 高血压、血脂异常、头晕、头痛、花眼等患者，应少食或忌食 |

护肝小偏方

### 小麦红枣乌鸡汤

乌鸡肉500克、小麦80克、红枣10个、百合50克、桂圆肉15克，一起煲汤，有养肝安神的功效。

# 乌鸡糯米葱白粥

**促进胆固醇排出体外**

**材料** 乌鸡腿1只，糯米250克，葱白、盐各适量。

**做法**

❶ 将乌鸡腿洗净，切块焯烫后捞出洗净，沥干；糯米淘净，待用；葱白去头须，切丝。

❷ 将焯烫后的乌鸡腿块加4碗清水用大火烧开后，改小火煮15分钟，然后放入糯米，烧开后改小火煮，糯米煮熟后加入盐调味，最后放葱丝焖片刻即可。

**功效** 促进胆固醇排出，减轻肝脏负担。

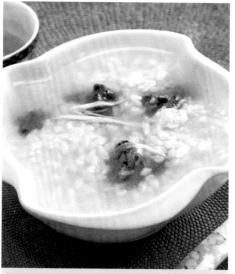

**小提示**

炖煮此汤时，宜使用砂锅小火慢炖

# 栗子炖乌鸡

**滋补肝肾，补气养血**

**材料** 栗子100克，乌鸡500克，葱段、姜片各5克，盐2克，香油适量。

**做法**

❶ 宰杀好的乌鸡洗净，切块；栗子去壳，取出栗子仁。

❷ 砂锅洗净，放入乌鸡块、栗子仁，加清水（以没过鸡、栗子仁为宜），加葱段、姜片小火炖2小时，加盐和香油调味即可。

**功效** 乌鸡低胆固醇、低脂肪，具有滋阴清热、补肝益肾、滋润肌肤的作用。

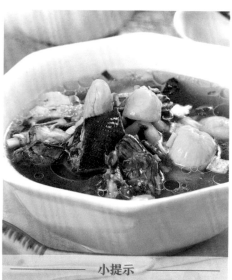

**小提示**

乌鸡的鸡头、翅膀、鸡脚均可动风、生痰、助火，故不宜多食

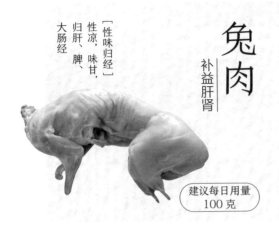

# 兔肉
补益肝肾

兔肉属于高蛋白质、低脂肪、少胆固醇的肉类，兔肉含蛋白质高达70%，比一般肉类都高，而脂肪和胆固醇含量却低于所有的肉类，故有"荤中之素"的说法。兔肉能够补中益气，对于脾胃虚弱、中气不足的人很适用。

建议每日用量
100克

## 养肝功效

● 兔肝性凉、味甘，能补肝明目，可调理目痛、目暗、目赤等症。

● 兔肉中所含的脂肪和胆固醇，低于所有其他肉类，而且脂肪又多为不饱和脂肪酸，常吃兔肉，可强肝健体，但不会增肥。

## 选存窍门

新鲜的兔肉有光泽，红色均匀，脂肪为淡黄色；肌肉外表微干或微湿润，不粘手；肌肉有弹性，用手指压肌肉后的凹陷立即恢复。

## 养肝护肝最佳搭档

兔肉 + 芝麻 = 补中益气，滋补肝肾。
兔肉 + 枸杞子 = 补肝健脑。
兔肉 + 山药 = 补虚益气，清肝利胆。

## 营养师提醒

● 反复冷冻、加热的兔肉含有细菌、毒素及亚硝酸盐类相关物质，不宜食用。

● 兔肉可用清水浸泡，除去血水，这样吃起来没有土腥味。浸泡时间大约为1天，中间需要换水3~4次。

## 最佳食用方法

炖、炒。

## 人群宜忌

| 宜食人群 | 一般人群均可食用，尤其适宜老人、妇女，也是肥胖者和肝病、心血管病、糖尿病患者的理想肉食 |
|---|---|
| 不宜人群 | 孕妇及经期女性、有明显阳虚症状的女子、脾胃虚寒者 |

护肝小偏方

### 兔肉汤

兔1只，宰杀后，去皮、爪、内脏，洗净，放入锅中，加水适量煎至浓稠，去渣，晾凉，口渴时饮用。兔肉汤可益气补肝。

## 养肝食疗方

# 芝麻兔肉

**补血润燥，补中益气**

**材料** 兔肉400克，黑芝麻15克，葱段、
　　　　姜片各5克，香油、盐各3克。

**做法**

❶ 黑芝麻洗净，炒香备用；兔肉去皮，
洗净，放入锅内，加适量水烧开，放
入葱段、姜片，焯去血水，撇沫后将
兔肉捞出。

❷ 锅内再放入清水，放兔肉用小火煮1
小时，捞出晾凉，剁成块，装盘。

❸ 碗内放香油、盐调匀，边搅边将黑芝
麻放入，然后浇在兔肉上即可。

**功效** 适用于肝肾不足、须发早白、消
　　　　渴羸瘦、便秘等症。

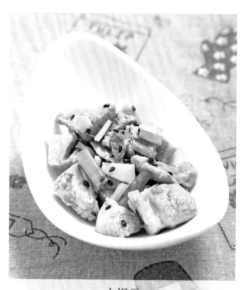

# 枸杞子兔肉汤

**明目健脑，滋阴益气**

**材料** 去皮兔肉400克，枸杞子15克，
　　　　竹笋50克，葱段、姜片、陈皮
　　　　各10克，盐5克，葱花、鸡精、
　　　　胡椒粉各少许。

**做法**

❶ 将兔肉收拾干净，剁成小块，焯水；
枸杞子洗净，浸泡；竹笋洗净，切片。

❷ 锅内倒入适量清水烧开，加葱段、姜
片，放入兔肉炖1小时，加枸杞子、
笋片、陈皮，再煮约15分钟，加盐、
鸡精、胡椒粉调味，撒少许葱花即可。

**功效** 对腰膝酸软、头晕耳鸣、两目模
　　　　糊有调理作用。

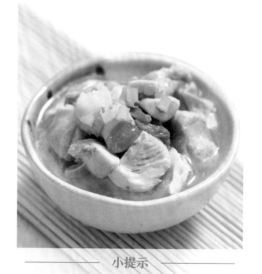

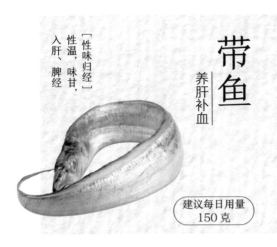

# 带鱼

养肝补血

[性味归经]

性温，味甘，
入肝、脾经。

建议每日用量
150 克

带鱼又称白带鱼、刀鱼，主要产地在东海舟山。带鱼肉肥嫩而味美，深受人们喜爱。中医学认为，带鱼具有养肝补血的功效。

[食材小知识]

吃海鱼首推带鱼，带鱼的脂肪含量高于一般鱼类，且多为不饱和脂肪酸，可降低胆固醇，使皮肤细嫩光滑。春天是吃鱼的好时机，因为春季鱼的体内积蓄了更多的营养，味道格外鲜美。

## 养肝功效

带鱼富含蛋白质和无机盐，可以养肝补血，对肝腹水等症有一定的缓解作用。

## 选存窍门

● 带鱼以身体宽厚、眼睛明亮、皮色洁白并有银粉色鱼鳞的为佳；新鲜带鱼为银灰色，且有光泽。

● 将带鱼洗净切成段，装在袋子里放进冰箱冷冻室，放 10 天左右即可。吃时拿出来放冷水中解冻。

## 养肝护肝最佳搭档

带鱼 + 辣椒 = 降低胆固醇。
带鱼 + 豆腐 = 预防脂肪肝。
带鱼 + 鸡蛋 = 滋养肝脏。

## 营养师提醒

鱼身表面的银白色油脂具有抗癌、防癌的药用价值，不要去除。

## 最佳食用方法

糖醋、红烧。

## 人群宜忌

| 宜食人群 | 久病体虚、血虚头晕、营养不良之人 |
|---|---|
| 不宜人群 | 湿疹、疖疮等皮肤病患者 |

护肝小偏方

### 木瓜烧带鱼

带鱼 250 克去内脏，生木瓜 150 克，削皮，除核，切块，加水适量同带鱼一起煎煮，加适量调料，连汤食用，有养肝补血的功效。

# 醋烹带鱼

**降低胆固醇，保护肝脏**

**材料** 带鱼 300 克，姜末、蒜末、香菜段、花椒、醋、酱油、淀粉、料酒、鸡精、植物油各适量。

**做法**

❶ 带鱼收拾干净，切段，放淀粉裹匀。

❷ 锅内倒油，待油烧热，转小火，将带鱼段放入锅中煎至表面金黄，捞起。

❸ 锅内留少量油，待油热后，加花椒粒炒香，倒入香菜段、姜末、蒜末，倒入酱油、醋，加少许料酒。倒入煎好的带鱼段翻炒，稍焖 5 分钟入味，加适量鸡精调味即可。

**功效** 带鱼具有降低胆固醇的作用。

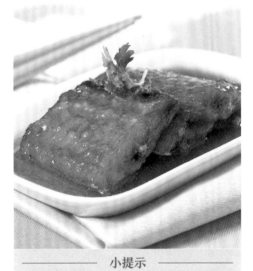

—— 小提示 ——

经过煎制的鱼会更有嚼劲儿，调味汁里要多加醋

# 剁椒蒸带鱼

**降低胆固醇**

**材料** 净带鱼段 400 克，剁椒 30 克，葱末、姜末、料酒、盐各适量。

**做法**

❶ 将带鱼段洗净加盐、料酒和姜末腌渍 20 分钟，摆入盘中，铺上剁椒。

❷ 蒸锅水烧开，将带鱼放入，大火蒸 8 分钟左右撒上葱末即可。

**功效** 带鱼所含的维生素 $B_2$，有益于破损血管的修复，使胆固醇不易沉积，促使血液中的脂肪加速排出，保护肝脏血流顺畅，对预防脂肪肝有一定的作用。

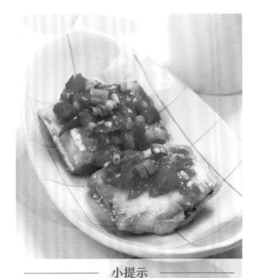

—— 小提示 ——

清洗带鱼时水温不可过高，以防银脂流失，损失营养

# 醋

[性味归经]

性平，味酸；入肝、胃经

**提高肝脏的解毒能力**

建议用量
每餐 10 毫升

醋有很好的软化血管的作用。另外醋中含盐，所以吃醋的时候，也会摄入一部分盐，对于限定盐摄入量的人也要注意。

[食材小知识]

醋是中国各大菜系中传统的调味品。据现有文字记载，古代汉族劳动人民以曲作为发酵剂来发酵酿制食醋，东方醋起源于中国。

## 养肝功效

● 常吃些醋可以提高肝脏的排毒能力，防止脂肪堆积，预防肥胖。

● 醋中的醋酸可抑制胆固醇的合成，并有助于维持血管弹性，促进胆固醇的排泄，保护肝脏。

## 选存窍门

● 虽因选料和制法不同，有米醋、陈醋、白醋、柿子醋、苹果醋等品类，性质和特点多有差异，但总的来说，以酸味纯正、香味浓郁、色泽鲜明者为佳。

● 在使用时应注意清洁，存放在阴凉低温处。

## 养肝护肝最佳搭档

醋 + 花生仁 = 减轻肝脏负担。
醋 + 白菜 = 促进肝脏排毒。
醋 + 松花蛋 = 保护肝脏。

## 营养师提醒

烹制排骨、鱼类等食物时，加点

醋可以使骨质软化，促进骨中的矿物质（如钙、磷）的溶出，增加营养成分。

## 最佳食用方法

炒菜、做汤。

## 人群宜忌

| | |
|---|---|
| 宜食人群 | 消化不良者、慢性萎缩性胃炎、胃酸缺乏、流感、肾结石、输尿管结石、膀胱结石、癌症、高血压、传染性肝炎等症者 |
| 不宜人群 | 脾胃湿盛、痿痹、筋脉拘挛、胃酸过多、泛吐酸水、支气管哮喘、严重胃及十二指肠溃疡患者 |

护肝小偏方

**鸭梨蘸醋**

将鸭梨去皮、切片，每片鸭梨滴上一滴醋后直接食用，每天坚持吃 5 ~ 10 片，有护肝明目的效果。

# 老醋花生仁

**提高肝脏功能**

**材料** 花生仁 250 克，老醋、酱油、白糖、盐、香油、植物油各适量。

**做法**

❶ 将花生仁挑去杂质，洗净，沥干水分。

❷ 锅置火上，倒入植物油，在油还未热时倒入花生仁，用锅铲不停翻炒至花生仁熟透，盛出，自然冷却。

❸ 取小碗，加入老醋、酱油、白糖、盐、香油搅拌均匀，制成调味汁，淋在炒好的花生仁上拌匀即可。

**功效** 老醋花生仁有润肠通便的功效。通过改善肠胃消化系统，可以提高肝脏功能，从而保护肝脏。

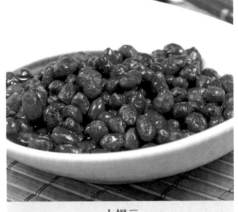

—— 小提示 ——

炒花生仁一定要冷油下锅，让花生仁随着油温逐渐加热。这样炒好的花生仁受热才会均匀，里外的酥脆程度才会一致

# 糖醋白菜心

**促进肝脏排毒**

**材料** 大白菜心 200 克，醋 10 克，香菜、白糖各 5 克，盐 3 克，香油适量。

**做法**

❶ 大白菜心择洗干净，沥干水分，切丝；香菜择洗干净，沥干水分，切段。

❷ 取小碗，加盐、白糖、醋和香油搅拌均匀，制成调味汁。

❸ 取盘，放入白菜丝，淋上调味汁，撒上香菜段即可。

**功效** 白菜富含维生素 C、维生素 E、膳食纤维和矿物质，能保养肝脏，促进排毒。

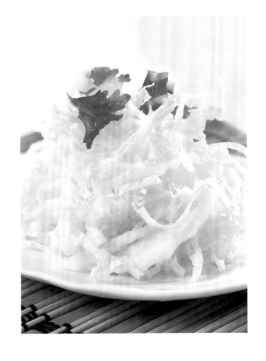

# 酸奶

脂肪 快速燃烧体内

[性味归经]
性寒，味酸、甘，入胃、肠经

酸奶营养丰富，专家称它是"21世纪的食品"，是一种"功能独特的营养食品"，与新鲜牛奶相比，酸奶不仅具有新鲜牛奶的全部营养成分，而且更容易消化吸收。

建议用量
每餐 100~200 克

## 养肝功效

● 酸奶中含有多种酶，能促进胃液分泌，加强消化，避免脂肪在腹部堆积，有很好的减肥作用。

● 酸奶中含有较多钙质，能抑制人体内胆固醇合成酶的活性，可有效防治动脉硬化、冠心病及癌症，降低胆固醇。

## 选存窍门

● 选酸奶时，要注意观察酸奶包装上的标签，特别是要看配料表和产品成分表，便于区分此种酸奶是纯酸牛奶还是调味酸牛奶，再根据产品成分表中脂肪含量的多少来选择。

● 很多超市搞促销活动，将酸奶直接放在常温下出售。然而，在这种储存条件下，酸奶中的乳酸菌活性会降低，而且里面可能存在的杂菌也会生长，从而使酸奶变质。购买酸奶时，一定要用手感受一下温度，若感觉不到凉意，就不要购买。

● 酸奶宜及时放在冰箱中冷藏。

## 养肝护肝最佳搭档

酸奶 + 草莓 = 降低胆固醇。
酸奶 + 葡萄 = 润肠排毒。
酸奶 + 绿茶 = 瘦身，减肥。

## 营养师提醒

酸奶一经蒸、煮，其所含的大量活性乳酸菌会被杀死，因此不宜加热饮用，喝酸奶前后也最好别喝热饮。

## 最佳食用方法

直接饮用、打汁。

## 人群宜忌

| | |
|---|---|
| 宜食人群 | 适宜身体虚弱、气血不足、营养不良、肠燥便秘之人食用；适宜高胆固醇血症、动脉硬化、冠心病、脂肪肝患者 |
| 不宜人群 | 胃酸过多者、胃肠道手术后的患者、腹泻或其他肠道疾患的患者 |

# 草莓橘子酸奶

**减少人体对胆固醇的过度吸收**

**材料** 草莓50克，橘子100克，酸奶
300毫升。

**做法**

❶ 草莓去蒂，洗净，切丁；橘子去皮，
切小块。

❷ 将草莓、橘子和酸奶一同放入果汁机
中打匀即可。

**功效** 适当喝酸奶，能抑制一天摄取的
能量总量，还能使肠道内附着的
胆固醇和中性脂肪吸附在酸奶中
所含的乳酸菌和钙上，从而排出
体外。

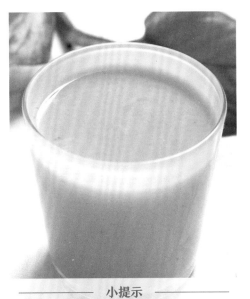

—— **小提示** ——

可以根据自己的喜好添加蜂蜜或者白糖

# 葡萄黑芝麻酸奶

**润肠排毒，抗衰老**

**材料** 葡萄80克，苹果120克，黑芝
麻1勺，酸奶150毫升。

**做法**

❶ 黑芝麻炒熟；苹果洗净，去核，切小
块；葡萄洗净，切块。

❷ 将苹果、葡萄、黑芝麻倒入榨汁机
中，加酸奶榨成汁即可。

**功效** 葡萄含有消除自由基、抗氧化的
成分；黑芝麻中的维生素E能活
化脑细胞，清除血管中的胆固
醇。酸奶有润肠排毒、呵护肝脏
的功效。

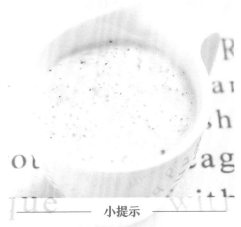

—— **小提示** ——

饮用时，最好不要加热。因酸奶中的益
生菌在加热后会大量死亡，营养价值降
低，味道也会改变

# 药食同源：选对养肝中药

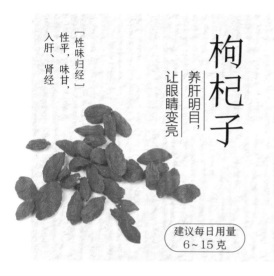

[性味归经]
性平，味甘，
入肝、肾经

## 枸杞子
养肝明目，
让眼睛变亮

建议每日用量
6~15克

枸杞子可药食两用，能滋肾、润肺、补肝、明目，中医常用枸杞子调理肝肾阴亏、腰膝酸软、头晕等症。

[中药小典故]

唐代诗人刘禹锡曾有诗赞枸杞子："僧房药树依寒井，井有香泉树有灵。翠黛叶生笼石甃，殷红子熟照铜瓶。枝繁本是仙人杖，根老能成瑞犬形。上品功能甘露味，还知一勺可延龄。"

## 枸杞子可滋阴养血、益肝补肾

中医认为，枸杞子可滋阴养血、益肝补肾、明目润肤、乌发养颜，适用于肝肾亏虚、腰膝酸软、头晕目眩、神经衰弱、虚烦失眠等症。

## 选枸杞子要一看、二闻、三尝

**一看色泽：**要选略带紫色的。形状一般不要太挑剔，只是品种上的差异。

**二闻气味：**没有异味和刺激的感觉即可。

**三尝味道：**取几粒枸杞子咀嚼，如口感甜润，没有苦味、涩味，就是正品；有苦涩感的枸杞子，往往是用碱水处理过的。

## 养肝方法

**泡茶：**枸杞子10克泡茶，有清肝明目的功效。

**嚼食：**最简单、方便的服用方法。

**泡酒：**取枸杞子30~60克，白酒500毫升。将枸杞子浸泡15天后服用。

## 人群宜忌

| 宜食人群 | 虚劳精亏、腰膝酸痛、眩晕耳鸣、内热消渴、目昏不明等患者 |
| --- | --- |
| 不宜人群 | 腹泻、感冒发热、身体有炎症者，高血压患者 |

## 食用禁忌

绿茶和枸杞子不能一起泡茶饮用，否则会影响营养吸收。

# 枸杞子红枣豆浆

**清肝明目**

**材料** 黄豆 60 克，绿豆 30 克，红枣、枸杞子各 10 克，蜂蜜适量。

**做法**

❶ 将黄豆用清水浸泡 10 小时左右，洗净；绿豆用清水浸泡 5 小时，洗净；枸杞子洗净，泡软；红枣洗净，去核，切碎。

❷ 将上述食材倒入豆浆机中，加水至上、下水位之间，按下"豆浆"键。豆浆做好后过滤，加入适量蜂蜜即可饮用。

**功效** 枸杞子具有补肝益肾、补益气血的功效；绿豆可清肝明目，解肝脏之毒；红枣可养肝补血。

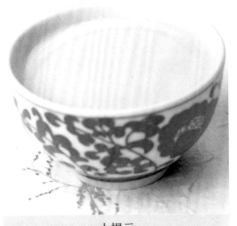

—— 小提示 ——
枣皮中含有丰富的营养成分，应保留枣皮

# 山药枸杞子粥

**疏肝理气**

**材料** 山药 100 克，糙米 80 克，枸杞子 5 克。

**做法**

❶ 糙米淘洗干净，用水浸泡 2 小时；山药洗净，去皮，切丁；枸杞子洗净。

❷ 锅置火上，加水烧沸，放入糙米，大火煮沸后改小火熬煮至七成熟，放入山药丁，煮软烂后，加入枸杞子即可。

**功效** 山药有疏理肝气的功效，枸杞子可清肝火、明目。

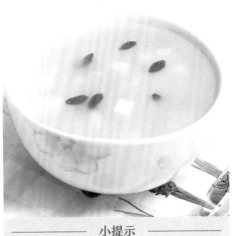

—— 小提示 ——
肠胃功能不好的人不宜多吃糙米，否则易胀气

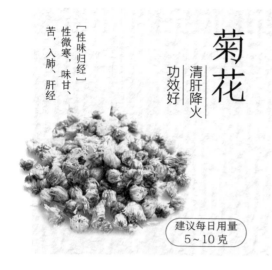

# 菊花

## 清肝降火 功效好

[性味归经]

性微寒，味甘、苦，入肺、肝经

建议每日用量
5~10克

菊花不仅有观赏价值，而且药食兼优，有良好的治病保健功效。

[中药小典故]

菊花，是隐士的象征。晋代文豪陶渊明独爱菊花，作诗赞曰"采菊东篱下，悠然见南山"；中国传统节日重阳节有登高赏菊、喝菊花酒的习俗，喝菊花酒有明目、清肝火的功效。

## 菊花可清肝明目、疏散风热

菊花为常用的中药，古人称之为"延寿客"。中医认为菊花具有疏风、清热、明目、解毒的功效，因此备受养生爱好者的青睐。菊花种类很多，以杭菊、亳菊、滁菊、怀菊最为有名，有"四大名菊"之称。

## 选购菊花三要素

菊花以花朵完整不散瓣、香气浓郁、无杂质的为佳。

## 养肝方法

**泡茶：**将菊花用开水冲泡后饮用，气味芳香，可消暑生津、祛风润喉。

**制酒：**由菊花加糯米、酒曲酿制而成，古称"长寿酒"，其味清凉甜美，有养肝明目、健脑、延缓衰老等功效。

**煮粥：**将菊花与粳米同煮制粥，能清心、除烦、悦目、去燥。

**药枕：**将菊花瓣阴干，放枕中，对高血压、头晕、目赤、失眠有较好的疗效。

## 人群宜忌

| 宜食人群 | 头昏脑涨、目赤肿痛、咽痛、肝火旺及高血压等患者 |
| --- | --- |
| 不宜人群 | 气虚胃寒、食少泄泻、阳虚或头痛而恶寒者 |

## 食用禁忌

苦瓜和菊花不宜搭配食用，容易导致寒凉腹泻。

# 银耳菊花粥

**清肝明目**

**材料** 糯米100克，银耳、菊花各10克，蜂蜜适量。

**做法**

❶ 银耳泡发后洗净，撕成小朵；菊花用水泡净；糯米洗净，浸泡4小时。

❷ 取砂锅，加适量清水，用中火烧沸，下糯米，用小火煲至糯米八成熟。放入银耳和菊花，用小火煲15分钟，稍凉后调入蜂蜜。

**功效** 菊花气味清香，有清肝明目、生津润喉之功效；银耳滋阴养身。此粥品效果佳，可以清热解毒、明目润肺。

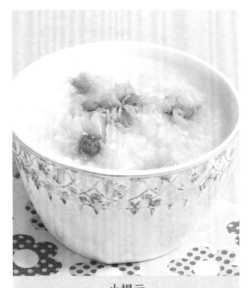

—— 小提示 ——

有酸味等异常气味的银耳不能食用

# 菊花萝卜汤

**平肝明目，疏风清热**

**材料** 菊花6克，胡萝卜100克，葱花、盐、味精、高汤、香油各适量。

**做法**

❶ 将胡萝卜洗净，切成片；菊花清洗干净。

❷ 锅置火上，倒入高汤，然后加入菊花、胡萝卜和盐，大火煮开，转小火煮至胡萝卜熟，最后放入葱花、味精和香油调味即可。

**功效** 该汤所含维生素A丰富，可滋肝、养血、明目，常食可防止眼目昏花。

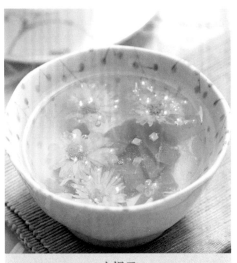

—— 小提示 ——

胡萝卜忌与过多的酸醋同食，否则容易破坏其中的胡萝卜素

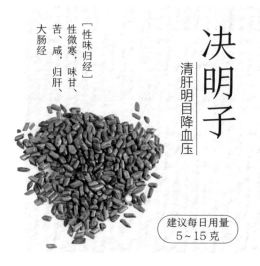

[性味归经]

性微寒，味甘、苦、咸，归肝、大肠经

# 决明子
## 清肝明目降血压

决明子为豆科一年生草本植物的干燥成熟种子，因其有明目的功效而得名。

[中药小典故]

"案上谩铺龙树论，盒中虚捻决明丸。"这是唐代大诗人白居易的诗句，诗中所指调治眼疾的决明丸的主要原料就是决明子。

建议每日用量
5～15 克

## 决明子可调理肝阳上亢型高血压

决明子有润肠通便、降脂明目的功效，可以调理便秘及高脂血症、高血压。决明子的乙醇提取物可使原发遗传性高血压患者的收缩压、舒张压均明显降低，尤其对伴有烦躁、爱发火、头痛眩晕等情况的肝阳上亢型高血压患者有明显的降压作用。

### 怎样选购优质决明子

决明子以外表颜色呈棕褐色、有光泽、形状呈棱方形、两端平行者为佳。

### 养肝方法

**泡茶：**决明子可以和其他花草茶搭配，代茶饮，具有良好的排毒、排油腻功效。

**煮粥：**煮粥时放 10 克左右的决明子，有明目、降压、降脂的功效。

**药枕：**用决明子作枕头的填充物，长期使用可防失眠、落枕。

### 人群宜忌

| 宜食人群 | 头昏脑涨、目赤肿痛、咽痛、肝火旺及高血压等患者 |
|---|---|
| 不宜人群 | 气虚胃寒、食少泄泻、阳虚或头痛而恶寒者 |

### 食用禁忌

● 决明子和杜仲不能一起食用，否则容易降低杜仲的补肾功效。

● 孕妇不宜服用。

● 决明子不宜长期服用，否则容易引起肠道病变。

# 决明子菊花粥

**护肝明目，降压降脂**

**材料** 决明子 20 克，白菊花 10 克，粳米 100 克。

**做法**
❶ 将决明子炒至微香，与白菊花同入砂锅。
❷ 加水煎，取汁，加入粳米煮成稀粥。

**功效** 清肝明目，润肠通便。适用于目赤肿痛、视物模糊、高血压病、高脂血症等。

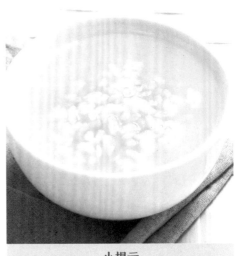

—— 小提示 ——
大便溏泄者不宜食用

# 猪肝决明子汤

**清肝明目**

**材料** 猪肝 100 克，决明子、枸杞子各 12 克，姜片、盐各适量。

**做法**
❶ 猪肝洗净擦干，切成薄片。
❷ 锅中加水烧沸后放入猪肝片、决明子、枸杞子、姜片，炖煮 30 分钟，待熟后，加盐调味即可。

**功效** 清热明目，降脂降压。

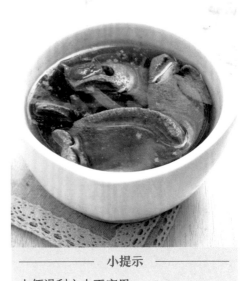

—— 小提示 ——
大便滑利之人不宜用

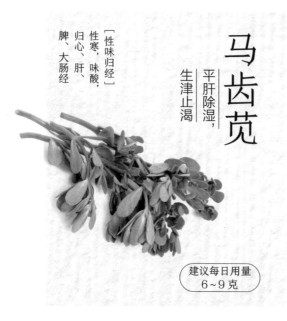

# 马齿苋

**平肝除湿，生津止渴**

[性味归经] 性寒，味酸，归心、肝、脾、大肠经

建议每日用量 6~9克

马齿苋是一种常见野菜，多生于田野路边及庭园废墟等向阳处。马齿苋入药用，有清热利湿、消肿解毒、消炎、止渴、利尿等作用。

[中药小典故]

马齿苋被称为中药里的"长命菜"。相传古代，一年的夏秋之际，某北方村落，因久旱无雨，田间禾苗都枯死了。很多老幼病残、身体衰弱的人都因饥饿而死。少数年轻力壮者，只得外出寻觅树皮野草充饥。一日，他们惊喜地发现，田埂路边有一种野草还茂盛地长着。于是，把它连根拔出，带回家给全家人充饥。大家都觉得有了精神。村民尊称该草为"长命菜"。

## 马齿苋可明目、降肝火

马齿苋入肝经，可以凉血、降肝火。有的人熬夜后眼睛会发红，这是肝火上炎的表现，吃点马齿苋就可以使症状好转。有些年纪轻轻就长白头发的人，这种人长白发是血热的表现，是由于肝火太盛、上冲头顶引起的，要消除白发，就要平抑肝火。食用马齿苋可清利肝火。

## 新鲜脆嫩的马齿苋最好

鲜马齿苋一定要选购新鲜脆嫩的，太蔫的马齿苋汁液丧失较多，口感不佳。

## 养肝方法

**凉拌：**将新鲜马齿苋用沸水焯一下，放凉，然后加入蒜泥凉拌，是一道不错的养肝小菜。

**煮粥：**将马齿苋与粳米一起煮粥食用，可以养肝护肝。

## 人群宜忌

| 宜食人群 | 痢疾、肝炎、肠炎、肾炎、产后子宫出血、便血、乳腺炎等患者 |
|---|---|
| 不宜人群 | 脾胃虚弱、大便溏泄者、孕妇 |

## 食用禁忌

马齿苋不能和胡椒一起食用，否则会影响药效。

# 槐花马齿苋粥

**养肝护肝，止血降压**

**材料** 鲜马齿苋100克，槐花30克，粳米100克，红糖10克。

**做法**

❶ 鲜马齿苋洗净、焯软、捞出沥干切碎；槐花洗净晾干，研成末；粳米淘洗干净。

❷ 粳米常法煮成粥，待粥将熟时，兑入槐花细末，加入马齿苋碎末及红糖，小火煮沸即可。

**功效** 清热解毒，凉血止血。

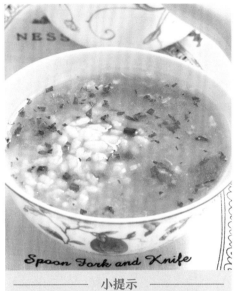

—— 小提示 ——

鲜马齿苋不易储存，最好现买现吃

# 马齿苋白果汁

**清热解毒，散血消肿**

**材料** 鸡蛋（取蛋清）3个，鲜马齿苋60克，白果仁7个。

**做法**

❶ 将马齿苋和白果仁混合捣烂，用鸡蛋清调匀，用刚煮沸的水冲好，空腹服用。

❷ 每天1剂，连服4~5日。

**功效** 此汁可以清热解毒、散血消肿、收敛除湿、杀菌止痒。

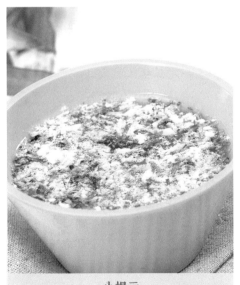

—— 小提示 ——

大便滑利之人不宜用

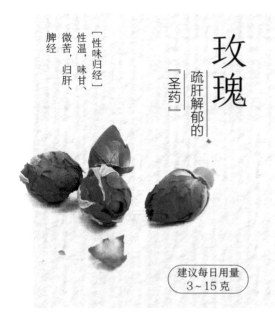

[性味归经]

性温，味甘、微苦，归肝、脾经

# 玫瑰

## 疏肝解郁的『圣药』

建议每日用量
3~15克

玫瑰花，为蔷薇科植物玫瑰的干燥花蕾。玫瑰花含有多种微量元素，维生素C含量高，玫瑰花可制作各种茶点，如玫瑰糖、玫瑰糕、玫瑰茶、玫瑰酒、玫瑰酱菜、玫瑰膏等。

### [ 中药小典故 ]

玫瑰花是备受人们喜欢的观赏花卉，我国早在秦代就已有种植。在自然界，玫瑰花称美百卉，被誉为花中之王；在人类社会，玫瑰花是美好感情的信使。红玫瑰象征爱情，珊瑚红或橙色的玫瑰象征渴望，白玫瑰象征友谊，将红玫瑰和白玫瑰束在一起则象征和谐，粉红色玫瑰象征优雅、有涵养。

## 玫瑰可疏肝理气、补血调经

玫瑰花不仅可供观赏，还能入药。中医认为，玫瑰不仅能补脾气还能疏肝解郁。初开的玫瑰花朵和根可入药，有理气、活血等功效，可预防肝病、冠心病，对肝气犯胃、月经不调、痛经、乳腺增生等也有辅助调理作用。

## 优质玫瑰花的选购标准

优质的玫瑰花外观完整、花苞未开、花朵干燥、轻而质脆、气味芳香浓郁。

## 养肝方法

**泡茶：** 取 8~10 克玫瑰花，用开水冲泡 3~5 分钟即可饮用，有美容、调经的作用。

**泡酒：** 用玫瑰花泡酒，可舒筋活血，解气化郁。

**煮粥：** 目前也有不少粥品以玫瑰花做原料或辅料，有很好的营养保健作用。

## 人群宜忌

| 宜食人群 | 皮肤粗糙、贫血、体质虚弱者 |
|---|---|
| 不宜人群 | 阴虚有火者、孕妇等 |

## 食用禁忌

玫瑰花不宜和绿茶一起食用，否则容易影响药效。

# 玫瑰薏米浆

疏肝理气，调经止痛

**材料** 黄豆 60 克，玫瑰花 10 朵，薏米 30 克，冰糖 10 克。

**做法**

❶ 黄豆用清水浸泡 10~12 小时，洗净；薏米淘洗干净，用清水浸泡 2 小时；玫瑰花洗净。

❷ 将黄豆、薏米和玫瑰花倒入全自动豆浆机中，加水至上、下水位线之间，煮至豆浆机提示豆浆做好，过滤后加冰糖搅拌至化开即可。

**功效** 调经止痛、解毒消肿，还能帮助改善肝脾两虚而导致的颜面多皱、面色暗沉。

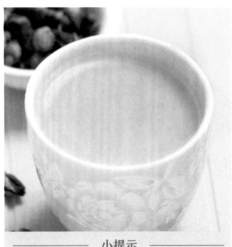

—— 小提示 ——

薏米对子宫平滑肌有兴奋作用，可促使子宫收缩，有诱发流产的可能，所以孕妇应忌食

# 玫瑰香粥

理经止血

**材料** 大米 100 克，玫瑰花瓣 30 克，冰糖、蜂蜜各 10 克。

**做法**

❶ 玫瑰花瓣洗净，取几瓣细细切碎，剩余的用水浸泡；大米洗净，浸泡 30 分钟。

❷ 锅置火上，倒入适量清水烧开，放入大米大火煮沸，转小火熬煮 20 分钟。

❸ 将玫瑰花瓣碎末、冰糖放入粥中，继续小火熬煮 10 分钟，撒上其余花瓣，关火，凉至温热，加入蜂蜜即可。

**功效** 活血调经，缓解月经量多。

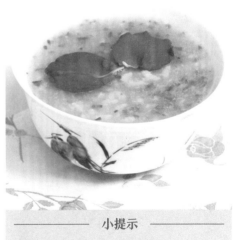

—— 小提示 ——

经期每日 1 剂，分两次服用

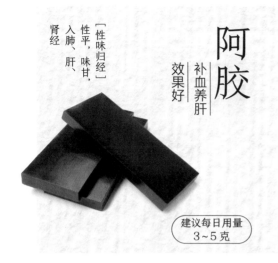

[性味归经] 性平，味甘，入肺、肝、肾经

## 阿胶

补血养肝效果好

建议每日用量
3~5克

阿胶是传统的滋补上品、补血圣药，具有补血止血、滋阴润燥等功效，可药食两用，长期服用可补血养血、美白养颜、抗衰老、抗疲劳、提高免疫。

[中药小典故]

阿胶最早载于《神农本草经》。阿胶最初用牛皮熬制，到了唐代，人们发现用驴皮熬制阿胶，药物功效更好，遂改用驴皮，并沿用至今。阿胶的原产地是山东东阿，距今已有两千年生产历史。

### 阿胶：入肝经养血

阿胶是养肝补血的良药。阿胶能够通过补血起到滋润肌肤的作用，抑制皱纹的产生，因而它还具有美容养颜、延缓衰老的功效。日常生活中出现呕血、尿血、便血等失血症状，也常用阿胶来止血。

### 优质阿胶的选购标准

阿胶以颜色均匀、表面光亮、气味清香、无气孔及油孔、质地硬脆者为佳。

### 养肝方法

**口服：**阿胶可直接放进嘴里含化，只是略有气味。

**制成粉末状，冲服：**将阿胶粉碎成细粉，每次取3克放在牛奶杯中，边加边搅拌，使阿胶粉充分溶入牛奶，温服。

**烊化：**阿胶两片放入一平底瓷器中，倒入黄酒，以没过阿胶为准，浸泡约12小时，之后加入冰糖红枣芝麻，上锅蒸2小时即可。平时放入冰箱保存，每日服用两次，每次服用一小勺，加热水一小碗服用。

### 人群宜忌

| 宜食人群 | 血虚导致的面色苍白、头晕眼花、咽干、咳嗽患者，骨质疏松者 |
| --- | --- |
| 不宜人群 | 脾胃虚弱、食欲缺乏者及体内有痰湿或呕吐、泄泻、感冒发热者 |

### 食用禁忌

阿胶不宜和大黄一起服用，否则容易影响药效。

# 阿胶猪肉汤

**活血养肝，治贫血**

材料　瘦猪肉 100 克，阿胶 10 克，盐
　　　适量。

做法

❶ 瘦猪肉洗净，切小块。

❷ 锅内倒入适量水，大火烧开，下入猪
　肉块，煮约 2 分钟，捞起备用。

❸ 将猪肉放入炖盅，用小火炖熟后，放
　入阿胶炖化，用盐调味即可。

功效　阿胶能促进体内血红细胞和血红
　　　蛋白的生成，十分适合有贫血症
　　　状的人。

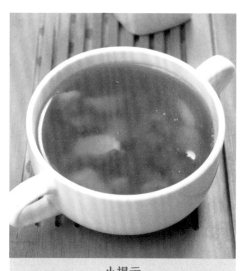

—— 小提示 ——

阿胶忌与萝卜、浓茶同时食用，以免使
功效相互抵消

# 阿胶粥

**补养肝血**

材料　糯米 100 克，阿胶 30 克，红糖
　　　10 克。

做法

❶ 阿胶擦洗干净，捣碎；糯米淘洗干
　净，用水浸泡 4 小时。

❷ 锅置火上，倒入适量清水烧开，放入
　糯米大火煮沸，再转小火熬煮成粥，
　放入阿胶碎拌匀，用红糖调味即可。

功效　糯米有温中补脾胃的功效，有助
　　　于加强阿胶的补养肝血与补肺的
　　　功效。

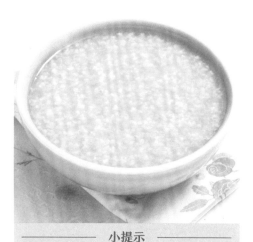

—— 小提示 ——

由于阿胶性滋腻，有碍消化，故脾胃虚
弱、消化不良者慎食此粥

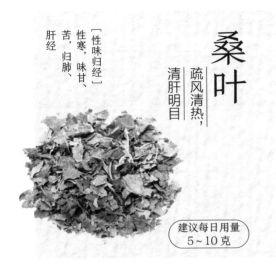

[性味归经]
性寒，味甘、
苦，归肺、
肝经

# 桑叶
疏风清热，
清肝明目

建议每日用量
5~10克

桑叶除寒热，能够止汗。现代医学研究表明，桑叶还有降血压、血脂、抗炎、利尿等功效。

[中药小典故]

桑叶是蚕的"粮食"。早在三千多年前从商代出土的甲骨文上，就有了"桑"与"蚕"的字样，可见"桑"历史悠久，是与中国文化的发展紧密地联系在一起的。

## 桑叶：清泄肝肺的好帮手

桑叶中含有丰富的抗氧化元素——硒和锗，能促使体内蓄积的毒素和废物被氧化，增加血液的含氧量，促进新陈代谢。对脂肪肝、肝炎、糖尿病、高血压、冠心病具有很好的辅助调理作用。

## 优质桑叶的选购标准

选购桑叶以叶片完整、大而肥厚、味道微苦、干燥无蛀虫的为佳品。

## 养肝方法

**泡茶：** 取桑叶 15 克，金银花、菊花各 12 克，荷叶、甘草各 4 克。将这些材料一起放置在茶杯中，用沸水冲泡 15 分钟后，代茶饮用。有清肝明目和镇定安神的功效。

**做汤：** 桑叶 8 克洗净，放入锅中加水，小火煮沸后取汁备用；30 克杏仁粉、10 克果冻粉倒入药汁中，小火加热，不停搅拌，沸腾后倒出，晾凉后放入冰箱；将 8 克菊花、8 克枸杞子用清水小火煮沸后加入白糖搅拌均匀，将凝固的杏仁粉 30 克倒入药汁中。有疏风散热、清泄肝肺的功效。

## 人群宜忌

| 宜食人群 | 风热感冒、肺热燥咳、头晕头痛、目赤昏花者 |
|---|---|
| 不宜人群 | 风寒感冒、流清涕、咳嗽痰稀白者 |

## 食用禁忌

因为桑叶是偏寒的，所以不宜和苦瓜、茭白、百合等一起食用。

# 身体动一动，
# 肝就不受伤

# 护肝运动有讲究

## 肝病患者怎样安排运动

    肝病患者比较容易感到疲劳，运动时一定要根据自身的病情发展和身体状况适度运动。通常来说，肝病患者在运动时要遵循下面的原则。

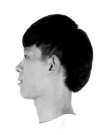

散步是肝病患者最适宜的运动项目之一

### 选择平和的运动项目

    散步、慢跑、太极拳等，都是较为平和的运动项目。为了避免给身体造成过大负担，在运动过程中可以多休息几次。

### 最佳运动时间：晚饭 1 小时后

    肝病患者，特别是肝功能异常的患者，其耐受力较正常人差，易疲劳。晚饭1 小时后，一般在 19~21 点之间，人体的各项功能处于平稳状态，全身血液分配均衡，最适合运动。

### 做运动要循序渐进

    运动的强度、方法、时间长短都要遵循从少到多的原则。运动之前要先热热身，伸一伸胳膊，压一压腿，扭一扭腰。先做几分钟准备活动，尤其必要。

### 最佳运动强度：根据自身状况决定

    可根据自己的年龄、体质、疾病的轻重不同，摸索出适合自己的运动量。总的原则是以不疲劳、每次活动自觉微微出汗为度。在锻炼过程中，若感到肝区胀痛、全身乏力不适，应停止运动，平卧休息，增加肝脏血流量，以减轻肝脏的负担。

# 肝病患者运动前后要注意哪些问题

运动调理对于肝病康复很重要。那么，肝病患者运动前后要注意哪些问题呢?

## 要选择风和日丽的天气做运动

肝病患者最好在风和日丽的天气外出运动，不要选择狂风大作、大雨倾盆、漫天飞雪的日子外出活动。肝病患者的身体本来就比正常人虚弱，抵抗力也差，倘若在这种恶劣的环境下外出锻炼，很有可能会受凉感冒，加重旧疾。

## 不忍饥挨饿，也别吃太饱

若饥饿时去运动，体内血糖过低，容易出现低血糖反应，肝脏需要分解更多的肝糖原，无疑会增加肝脏负担。吃太多，消化系统就会很忙，血液就会流到消化道支援。如果人们在这时候开始运动，血液又会流到运动系统中，维持肢体活动。由于体内血液量有限，流到运动系统的多了，消化系统的自然会减少，消化功能就会减弱。所以，吃太饱去做运动会影响消化吸收。因此，可以在运动前半小时左右稍微补充一些食物，比如葡萄干、高纤饼干、新鲜的水果等，但不必太多。

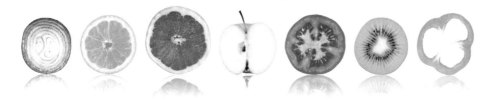

## 肚子空，也不要马上吃东西

运动后马上吃东西会影响食物的消化吸收，时间长了还会引起消化不良，甚至患上慢性胃炎等肠胃疾病。因为人体在运动时，大量血液会分布在运动系统，消化系统血液减少，胃肠蠕动会减慢，消化液分泌会减少。即使停止运动，也不会立刻恢复到正常状态。运动过后约1小时，血液循环平稳之后，适当吃些东西可帮助我们尽快恢复身体的能量。

## 汗流浃背，别忘记补水

运动时往往会出汗，人体内水分消耗太快，若不能及时补回来，身体就会缺水。所以，在运动过程中每隔20分钟喝半杯或一杯水，可以帮我们保持充沛的体力。

# 上班族养肝护肝怎么做

当下的上班族，熬夜加班、工作压力大等一直让肝脏遭罪。所以，日常生活中，要学会做一些养肝护肝的小动作，让肝脏恢复健康。

## 养肝护眼小动作

养肝原理：中医学认为，眼睛跟肝脏密切相关。眼睛的健康取决于肝脏，肝血充盈，眼睛才能得到滋养。用眼过度，就会消耗肝血，肝血消耗过多，日积月累，肝脏的健康就会受到威胁。因此，上班族养肝护肝首先要懂得保护眼睛。

建议：请将下文方法贴在电脑前。

**自救招数**

在电脑前工作 20~30 分钟，要放松，休息一下，可以做一些护眼运动。

**闭目放松法**

静心闭目片刻，两肘支撑在桌子边沿，以两掌轻捂双眼，全身肌肉尽量放松，30 秒钟后，睁眼闪眨多次。每日做 3~5 次。

**远眺法**

每日清晨起床，在空气新鲜处闭目，眼球从右到左，再从左到右各转 5 次，然后突然睁眼，极目远眺。

**按摩眼周穴位法**

正视前方，以眼球为中心，将眼睛画十字，十字上方眉头处是攒竹穴，十字下方眼下凹陷处是四白穴，十字左面眼内角为睛明穴，十字右面鱼尾眼外角是瞳子髎，经常按揉这 4 个穴位，直至酸胀，可以加速眼周的血液循环，放松眼部肌肉。

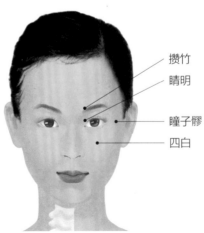

攒竹
睛明
瞳子髎
四白

## 多动少坐

养肝原理：积极从事体育锻炼是护肝的有效方法，因为运动既能够控制体重，防止肥胖，消除过多脂肪对肝脏的危害，又能促进气体流通，加快血液循环，保障肝脏得到更多的氧气。

建议：请将下文方法放在办公椅或方向盘上。

### 自救招数

养肝最适合的运动是健走。坐着的时候，对氧气的需求量为每分钟250立方厘米。若肌肉长期得到的是这种低限量供给，肌肉力量将会下降；而健走时需氧量增至每分钟1000立方厘米，能够满足肌肉对氧气的需求。在早春的阳光下，远离街道、车流，呼吸草木制造的"鲜氧"，让腿、背、腹和臀部大肌肉群交替收缩、放松，逐步改善血液循环和新陈代谢。

### 肩膀转圈、耸肩法

曲肘，将小臂放到身体前面，拳心相对。肩膀往前转圈，注意肩膀朝后移动时，胸脯就往前扩张，做2分钟。肩膀再往后转圈，坚持2分钟。然后放下两臂，朝耳朵耸肩。在这个过程中，头部要尽可能向上延伸，手臂要尽可能向下延伸。可坚持2分钟。

做完后，闭上眼，放松，体会脖子、肩膀、手臂等处有一股柔和、轻盈的能量。

### 摇头晃脑法

直立，两腿分开，与肩同宽，双手侧平举。头部轻柔地向右侧倾斜，将右耳轻放于右肩上，在这个过程中呼气，保持一会儿，吐气，恢复到起始状态。然后，将头部轻柔地向左侧转动。可做3~5分钟。经常练习这个动作，不但有助于养肝，还可预防颈椎病。

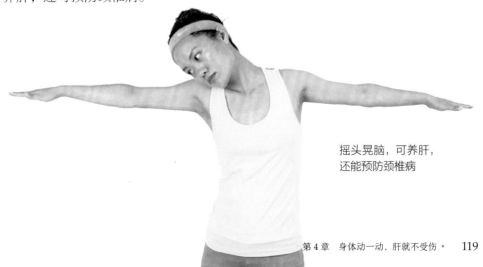

摇头晃脑，可养肝，
还能预防颈椎病

# 动动手脚就能养好肝

## 个性散步法：利于肝病的恢复

散步是提高肝功能最简单、有效的和缓运动，适度散步也有利于肝病患者的康复。除了普通的散步，还可以选择一些个性的散步法，能够很好地呵护肝脏，保健防病。

③摆臂散步法。在散步时，两臂随步伐节奏做出较大幅度的摆动，每分钟保持在60~90步。

①摩腹散步法。散步时，两手掌按摩腹部，每走一步就按摩一周，正反方向交替进行。每分钟走40~60步，每次保持在5~10分钟。

②倒退散步法。散步时，用双手叉腰，两膝挺直。先向后退、再向前走，各100步，如此反复多遍，以身体不感到疲劳为宜。

④逍遥散步法。饭后缓步慢行，每次5~10分钟，能够很好地舒筋骨、平血气，益于调节情绪、醒脑养神，保护肝脏。

## 午后养肝操：增强肝脏功能

吃过午饭 1~2 小时后，肝病患者可练习午后养肝操，可以增强肝脏功能，达到养肝的效果。

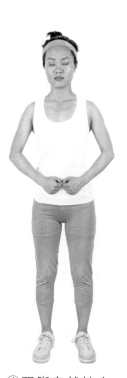

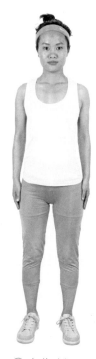

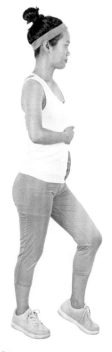

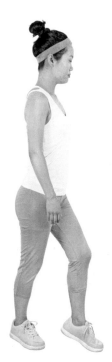

① 双脚自然站立，两脚距离约与肩同宽，十指在小腹前自然相握，掌心贴腹，双眼缓缓闭合，均匀呼吸 3~5 次。

② 十指松开，自然放在身体两侧，手心贴于腿侧。

③ 将一只脚向前迈一小步，并以脚尖点地，呼吸，稍停片刻，收回脚；再换另一只脚向前迈一小步，同样以脚尖点地，呼吸。

④ 如此反复 5~10 次，感觉身体微微发热为佳。

在练习上面这组动作时，应该始终保持双眼闭合的状态，待身体微微发热后，再将双眼睁开。

还有一组动作：双手慢慢摆动，同时将左手放至胯处，右手移至胸前，抬起左脚向前迈一小步，呼吸后动作还原，换右脚向前迈步，以身体感觉微微出汗为宜。

## 太极拳：使肝血运行通畅

太极拳是一种身心兼修的运动项目。练习太极拳不仅能够强健筋骨，活动全身肌肉、关节，促进人体新陈代谢，还能够舒经活络，使得气血正常运行，甚至能够调养心神、净化心灵。这些养生功效都有益于肝脏健康。

太极拳讲究"外练筋骨皮，内练一口气"。它在锻炼筋骨的同时，也重视内在气血的运行状况。

### 太极拳十大要领

功效：补养肝血

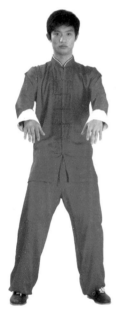

①虚灵顶劲。指练习太极拳时，始终保持头容端正，百会穴轻轻向上领起。

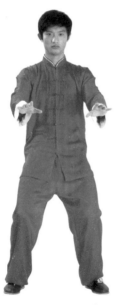

②含胸塌腰。指在开胯屈膝的同时胸脯向内微微含住，心气下降，两胁微束，腰劲自然下塌。

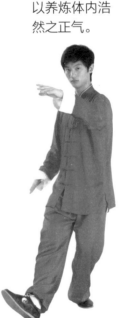

③松腰养气。指腰部放松，以养炼体内浩然之正气。

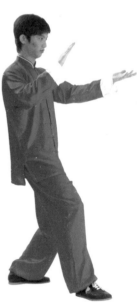

④分清虚实。指双手要虚实，双足要虚实。左手实则左足虚，右手虚则右足实。

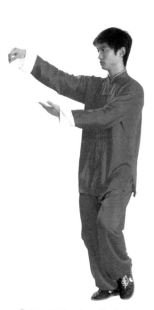

⑤沉肩坠肘。指在松胯屈膝、含胸塌腰束胁的同时，将两肩并松开下沉，两肘随之下塌，周身骨节放松。

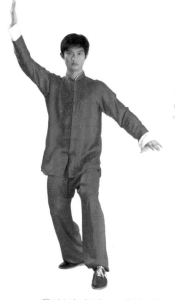

⑥以意行气。指气受意的指挥，在体内运行，一举一动均要用意为用力。

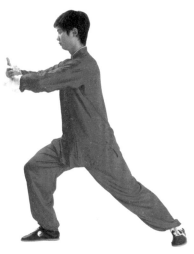

⑦上下相随。起于脚跟，行于腿，主宰于腰，达于四指，周身必须上下相随，一气贯通。

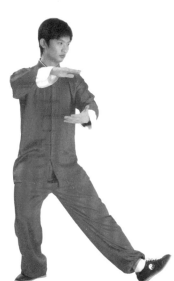

⑧内外相合。指外形动作与内气运动互相一致，密切配合。

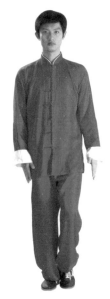

⑨招式相连。指打一整套太极拳不仅一动全动，周身相随，而且招式之间不丢不顶，圆转自如，一气呵成。

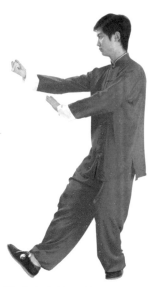

⑩动中求静。必须在绝对的、永久的动之中求得相对、暂时的静，并于短暂的体形静态之中继续完成意念运动。

## 瑜伽：来自印度的护肝秘法

瑜伽在护肝解压、调理身体方面的功效很突出。瑜伽特有的姿势能够促进血液循环，增强免疫功能，提高人体的自愈能力，使包括肝脏在内的全身各部分都得到护理，还可以辅助调理疾病。比如，对肝病、肥胖症、失眠、便秘等疾病有良好的调理效果。因此，对于肝火旺盛的人、容易痛经的女性，如果能够坚持练习瑜伽，就能起到气血通畅、远离痛经的效果。

### 放松动作

①呼气时，身体逐渐放松。双脚放松分开，与肩同宽。轻轻闭上眼睛。

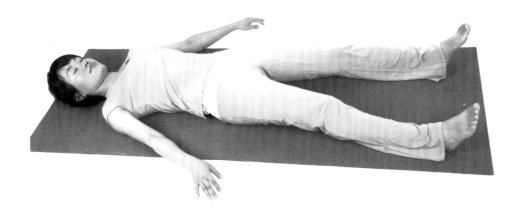

②仰卧，将膝盖弓起。伸开手臂，将手掌展开扣地，向脚的方向拉伸。
**呼吸法：**用嘴呼气至腹部瘪下去。

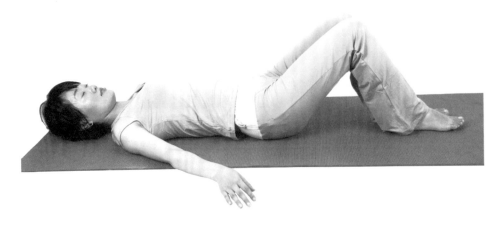

③将大拇指握在手心握拳，慢慢举起。同时蜷起双膝，抬起脚跟。

**呼吸法：** 用鼻子慢慢吸气，腹部鼓起。

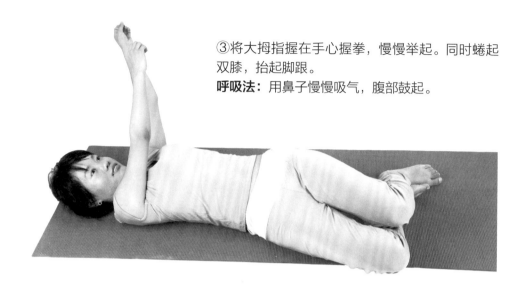

将手臂向左右任意一侧放倒，膝盖向相反方向倒下。此时，胳膊和膝盖都不要触及地面，保持这一姿势。

**呼吸法：** 边呼气边将膝盖放倒，之后做 10 次自然呼吸。

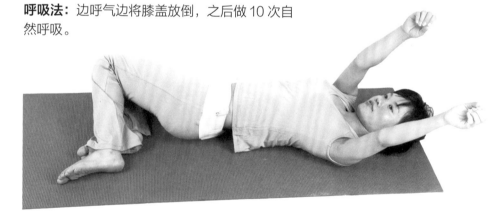

④边吸气边将手臂和膝盖恢复到步骤 2 的动作，呼吸 2 次，然后按照步骤 3 的动作要领反方向做一遍。放松姿势后，将不容易做的一侧再做一遍。

## 端坐养肝法：坐着也能把肝养

即使坐在办公室里，也可以做些运动，只要3~5分钟就能达到养肝护肝的效果。

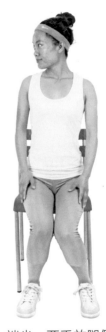

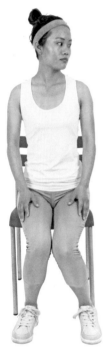

①转头呼吸。自然端坐在椅子上（不靠椅背），保持安静愉快的心情。首先睁眼，将头自左向右转动，边转头边吸气；然后当头转至90°时，长深呼气。双侧交替重复10~20次。

②转眼训练。端坐，两手放腿侧。首先两眼慢速向上看，吸气；再两眼向下看，呼气。然后两眼慢速向左看，吸气；再两眼向右看，呼气。最后两眼由左向右旋转，吸气；两眼由右向左旋转，呼气。重复10~15次。

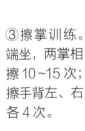

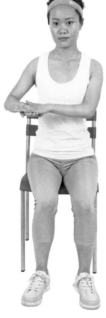

③擦掌训练。端坐，两掌相擦10~15次；擦手背左、右各4次。

④双肩后拉训练。端坐，首先双臂向外侧伸直，屈肘举臂；然后两肩用力后拉，使背肌紧缩，肩胛骨靠拢，保持此姿势4~6秒钟后还原。重复4~8次。

⑤踝环绕训练。端坐，两手垂于体侧。首先抬起右足，足踝部用力由内向外环绕，然后由外向内环绕。双腿交替重复10~20次。两手可扶椅面支撑。

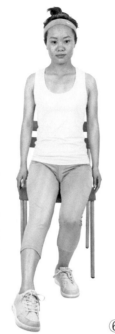
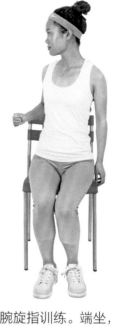

⑥转腰绕腕旋指训练。端坐，首先双足不动，上体右转约45°，同时右臂外展外旋，绕右腕从小指开始依次屈指成拳状，拳心向上；然后上体转回正面，同时右臂内收内旋，绕右腕的同时从小指开始依次伸指直至五指伸直，掌心向下。双手交替重复8~15次。

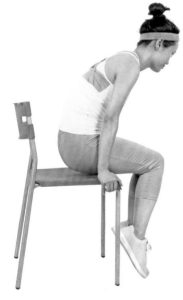

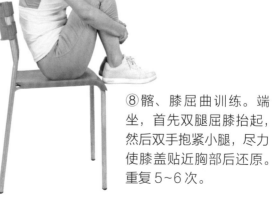

⑦双手支撑训练。端坐，首先两手在体侧撑住椅面，用力支撑，尽可能将身体抬起，保持这种姿势4~5秒，然后还原。重复5~10次。

⑧髋、膝屈曲训练。端坐，首先双腿屈膝抬起，然后双手抱紧小腿，尽力使膝盖贴近胸部后还原。重复5~6次。

# 10个超有效养肝小动作

## 伸伸懒腰：舒气活血，通畅经络

中医养生理论认为，"人卧血归于肝""人动则血流于诸经"。经常伏案工作的人，长时间低头弯腰趴在桌旁，由于颈部向前弯曲，血液不能顺利流入脑部。时间一久，大脑因为缺少供血，正常工作就会受到限制，从而影响其他内脏器官的活动，让新鲜血液供不应求，产生的废物又不能及时排出，就会产生疲劳现象。

每天有空闲的时候，伸一伸懒腰，活动一下手脚，能够舒气活血、通畅经络、振奋精神，这些对于肝脏都是有好处的。因此说，伸懒腰也是一种肝脏保健方法。

伸懒腰的具体做法：伸懒腰时，可以先打个哈欠，头向后仰，双臂用力向上抻，两条腿也要用力伸直。这样，全身肌肉都能得到舒展。

> 温馨提示：伸展时，全身肌肉要紧绷，要尽量吸气；放松时，要尽量呼气。

## 张嘴转颈：促进血液循环，提神醒脑

张张嘴、扭扭脖子就能护理肝脏，听起来令人难以置信，其实这些简单的动作对肝病调理是有很大帮助的。

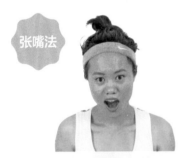

或坐或立，调匀呼吸后，将嘴巴最大限度地张大，并发出"啊"的声音。在发出"啊"的同时，身体中的废气也随之喊了出来。发出"啊"声后，嘴巴慢慢闭合，深吸一口气。嘴巴的张合动作做30~50次即可。该动作能使面部肌肉得到锻炼，并能加速面部血液循环。如果能在嘴巴闭合的同时，再做叩齿动作，治病效果更佳。

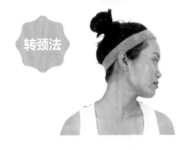

转动脖筋可以提神醒脑。坐在椅子上，由前向左再向后向右转动脖颈。转动时，应该尽量拉伸脖颈，使脖颈充分拉紧和放松。

## 拍拍打打：加快人体新陈代谢

　　拍打身体和按摩身体有异曲同工的效果，都可达到刺激神经、加快毛细血管微循环的效果。只要每天将全身从头到脚拍个遍，就能加速人体的新陈代谢，增强机体免疫功能，很好地呵护肝脏，预防肝病。具体方法如下：

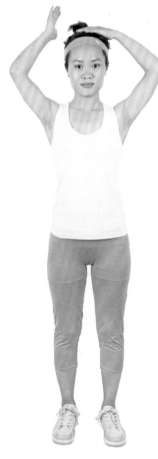 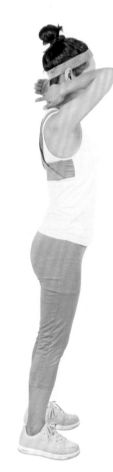 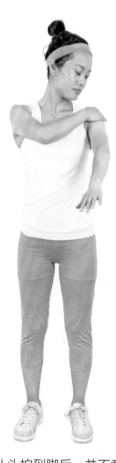

①站立，双脚自然分开约与肩同宽。先做几次深呼吸，使全身处在完全放松的状态，然后慢慢举起双手放在头部，轻轻拍打。拍打头部需留意：头部较敏感，也较脆弱，拍打时不可太用力。

②等到头部有放松感后，双手下移，再接着拍打脖颈、躯干直至双腿、双脚。

③从头拍到脚后，并不意味已经结束了，不要忘记拍打自己的双手。先用左手拍右手，从肩膀处轻轻拍打，一直拍到手指尖，然后再换右手拍左手。两只手拍打完后运动才算结束。

## 常咽唾液：养肝抗衰老

人们说"日咽唾液三百口，一生活到一百九"。唾液在体内化生为精气，具有养肝护肝的功效。中医古书上说："五脏化五液，心为汗，肺为涕，肝为泪，脾为涎，肾为唾，是为五液。"意思是唾液是脾、肾所化，肾是人体先天之本，脾是人体后天之本。脾、肾富集了五脏之精、气血之华，因此，唾液中含有许多有益于人体健康长寿的物质，对养肝护肝也有特殊作用。经常咽唾液有益于肝脏健康。具体方法如下：

1.或仰卧，或站立，先凝神屏息一小会儿，轻轻吐气三口，然后闭气咬牙，口内如含食物。

2.以两腮与舌头做漱口动作 30 次，漱口时口内会生唾液，等唾液满口时，用意念分三次将唾液送入丹田。

3.这样做三次，即是三度九咽，名为"食玉泉"。

## 疏肋：理气疏肝

肝气郁结往往会使气机不利，还会让人不思饮食，因为代谢缓慢、四肢无力、懒惰少动，会造成肥胖、便秘等问题。肝气郁积在胸部，就会导致心慌、胸闷、心悸、呼吸急促，甚至出现两肋疼痛等表现。因此，在日常生活中，人们不妨运用一些简单的自我按摩方法，如搓足、拍背等，以达到疏肝理气、调养五脏的目的。中医养生推荐一种推搓两肋疏肝气的方法。

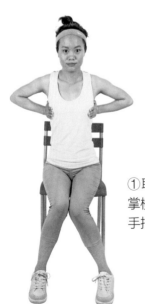

①取坐位，两手掌横置于两腋下，手指微张开。

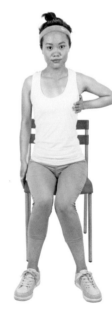

②先用右掌向左分推至胸骨，再用左掌向右分推至胸骨，由上而下，交替分推至脐水平线，重复 10 次。

## 宽胸法：宽胸理气，通畅气机

肝气郁结在胸，就会有胸腹胀满的感觉。宽胸运动，可以畅通胸中气机，使肝气得到疏泄。具体步骤如下：

1. 坐位，右手虚掌放置在右乳上方，适当用力拍击并渐渐横向另一侧移动，来回 10 次。

2. 以两手掌交叉紧贴在乳上，横向用力擦动 20 次。

3. 两手掌虎口卡置于两腋下，由上沿腰侧向下至髂骨，来回推擦，以热为度。

作用：宽胸理气，通畅全身气机。

## 弹拨阳陵泉：疏肝利胆，调和经气

阳陵泉穴为足少阳胆经经穴，有疏理肝胆之气的功效，尤其对肝胆疾病出现的胁肋疼痛有很好的调理效果。

动作要领：坐位，两手拇指分别按置在两侧阳陵泉穴（位于膝盖斜下方，小腿外侧之腓骨小头稍前下方凹陷处），其余四指辅助，先行按揉该穴 1 分钟，再用力横向弹拨该穴处肌腱 3~5 次，以有酸麻感为好。

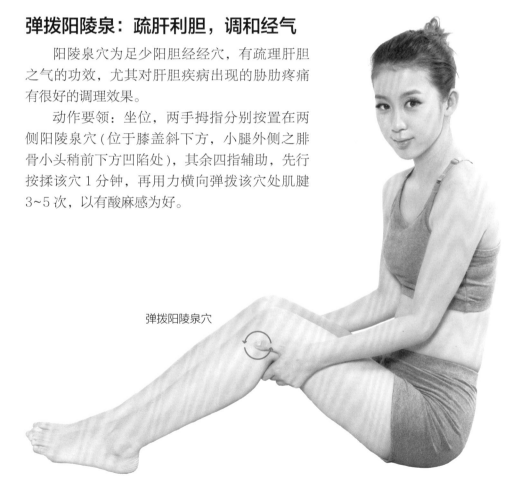

弹拨阳陵泉穴

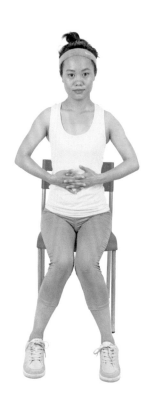

### 理三焦：理气养肝，通利三焦

　　三焦属于六腑之一，位于躯体和脏腑之间的空腔，包含胸腔和腹腔。肝胆位于中焦。按揉胸腔和腹腔，有通利三焦、理气养肝、护理脏腑的功效。

　　动作要领：坐位或仰卧位，两手四指交叉，横置于膻中穴，两掌根按在两乳内侧，自上而下，稍用力推至腹股沟，共推20次。

### 擦侧腹：疏肝理气，呵护肝脏

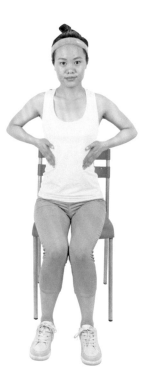

　　擦侧腹可以调补脾胃气血，疏利肝胆之气。对肝胆不和、肝郁气滞引起的胸胁痛、脘腹胀痛有很好的调理功效。

　　动作要领：坐位或仰卧位，两手掌分置于两胁肋下，同时用力斜向小腹推擦至耻骨，往返操作20次。

### 振胸膺：理气宽胸，鼓舞阳气

　　振胸膺即拿捏胸大肌，有宽胸理气、振奋胸中阳气的功效。

　　动作要领：取坐位。先用右手从腋下捏拿左侧胸大肌10次，再换手如法操作。双手手指交叉抱持后枕部，两肘相平，尽力向后摆动，同时吸气，向前摆动时呼气。一呼一吸，操作10次。

# 日常养肝八法，轻松护肝效果好

### ① 常梳头

十指微屈，用手指尖或指腹，自前额发际经头部向枕部梳去，反复做，直至头部发热，大约5分钟。

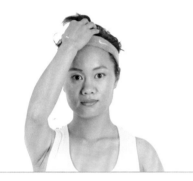

### ② 常弹耳

保持头部不动，用双手拇指和示指捏住两侧的耳垂，往下弹拉。一拉一放为一次，做30次。之后，双手拉住耳垂向外画圆圈10次。

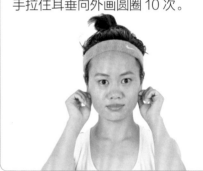

### ③ 常运目

保持头不动，尽量往上看，吸气，往前看，呼气，9次；双眼尽量往下看，吸气，往前看，呼气，9次；双眼尽量往右看，吸气，往前看，呼气，9次。

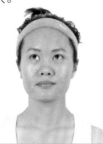

### ④ 常叩齿

先将牙齿刷漱干净，然后用上下牙有节奏地互相叩击。先叩左侧臼齿60次，后叩门齿60次，再叩右侧臼齿60次。要轻重交替，有节奏地进行。

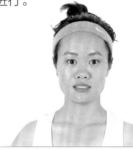

## 5 常揉胸

全手掌置于左胸心前区，顺时针按摩 50 次，再逆时针按摩 50 次。然后用拇指在两乳头连线中点的膻中穴，顺、逆时针方向各按摩 50 次。力度要适中，不可太强。

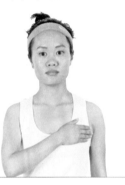

## 6 常捶腰

直立，两脚分开与肩同宽，全身放松，调匀呼吸。捶同侧腰，两手握空心拳，轻轻摆动双臂，均匀用力，向后上方甩动，用左手捶打左侧腰部，用右手捶打右侧腰部，各做 10 次。

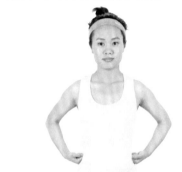

## 7 常搓脚心

取坐位，两脚分开，将一条腿屈膝抬起，搭在另一条腿上，脚心歪向内侧。将两手搓热，用一只手握住脚趾，另一只手对准涌泉穴来回推搓（左脚用右手搓，右脚用左手搓），每只脚可搓 100 次左右，直至脚心发热。

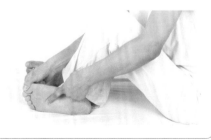

## 8 常活动上肢

站立，双脚分开与肩同宽。伸出右手臂过头，向左侧弯腰，保持该姿势 20 秒不动，再伸左手臂向右侧弯腰，保持 20 秒不动。

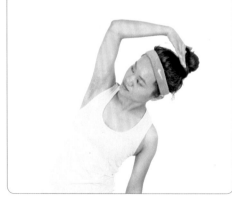

第

**5**

章

# 身体自带妙药，
# 养肝不用花钱

# 养肝护肝的肝经要穴

## 行间穴：
## 清除肝火就按它

"行"，行走、流动、离开；"间"，二者当中。该穴名意指肝经的水湿风气由此顺传而上。

### 善于清泄肝火的穴位

行间穴是个善于清泄肝火的穴位。一般来说，肝火旺都是由于情绪所引起的。中医讲五志皆可化火，也就是说，心、肝、脾、肺、肾五个脏器，都可以出现火旺的表现。肝火旺表现出来的症状就是口苦、咽干、胁痛、脾气急、总想发火。出现了这些小毛病，就可以按行间穴来帮忙。

### 怒大伤肝，行间穴可以制怒

肝火旺时，人容易发怒，大怒甚至会导致肝火上冲于头部，出现头痛、眩晕；上冲于眼睛，出现目赤肿痛、目眩；上冲于耳，会出现耳鸣、耳聋；上冲于口，出现口歪。怒气对人体伤害很大，不妨时常给自己按揉行间穴泄火。行间是足厥阴肝经荥穴，荥主身热，所以有清泄肝胆实火、清利头目的功效。

### 调理脑卒中，行间穴来帮忙

"中风"（脑卒中）的意思就是中于风，往往是由于肝风内动、肝阳上亢引起的。行间穴有很好的清肝火作用，可以调理脑卒中。

## 按压行间穴

用拇指或示指按压行间穴 5 秒钟，压到有酸感后，休息 5 秒钟后再按压，一共按压 20 次，可以清泄肝火。

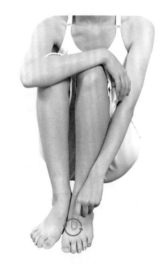

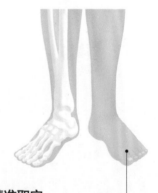

**精准取穴**
行间穴位于脚背上，在第一、第二脚趾间的赤白肉际处，离大敦穴很近。

# 期门穴：
## 疏经活血，排毒养肝

"期"，周期；"门"，门户。两侧胁肋如敞开的门户。

### 治肝、排毒的要穴

临床上，期门穴主要用于调理腹胀、胸胀、打嗝、呕吐等肝部和胃部不适引起的病症。此外，它对肝脏问题引起的皮肤粗糙、肤色蜡黄等也有很好的调理效果。

### 排毒养颜，期门来调理

人体的肝脏从晚上11点开始排毒，一直持续到凌晨1点。习惯晚睡的现代人，常常会错过这个最佳的肝脏排毒期。时日一长，很容易造成面部皮肤粗糙、脸色蜡黄，甚至会肝火过旺引起皮肤出现小痘痘。调理这些问题，除了在肝脏排毒期保持良好的睡眠外，还要通过按摩期门穴，使毒素排出体外。

### 按揉期门，疏经丰胸

期门穴除能排毒养颜外，还可以丰胸、去痛。因为期门位于乳下，按摩此穴能够促进女性胸部血液循环，有疏经活血的功效，可促进乳房发育，改善因气血瘀积造成的乳房疼痛等症。

## 按揉期门穴

每天按揉期门穴2次，每次按200下，有排毒养颜、疏经丰胸的功效。

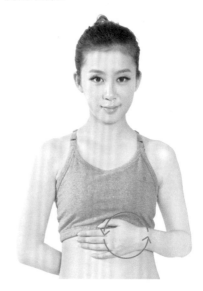

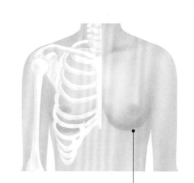

**精准取穴**
本穴位于胸部，在第六肋间隙，前正中线旁开4寸。

# 太冲穴：
## 轻轻一灸，就消怒气

"太"，大；"冲"，冲盛。肝藏血，冲为血海，肝与冲脉相应而盛大，故名。

### 调理肝病的首选穴位

太冲穴有消肝理气、平肝泄热、舒肝养血、清利下焦的作用，主治肝病。常用于调理头痛、目赤、高血压、遗尿、月经不调、下肢麻痹、脚肿、呕吐、脑卒中等症。

### 清肝消气，认准太冲

脾气大、性格急躁，与肝火旺盛有密切关系。心中有郁结，人体内的气血就会不顺畅，形成内火，内火沿肝经排出体外，就是我们平常说的"发怒"。太冲是肝经原穴，能打通整条肝经，可以起到清肝理气、疏通郁结、平息内火的作用。

### 防治高血压，太冲显身手

太冲穴是足厥阴肝经的腧穴、原穴，经常刺激该穴不仅能够疏理肝气，使肝气舒畅、心情开朗，更重要的是可以预防和调理高血压。

### 艾条温和灸太冲

取坐位。点燃艾条，对准太冲，距离皮肤1.5~3厘米处，温和施灸。每次10~20分钟。有理气疏肝、调理高血压的功效。

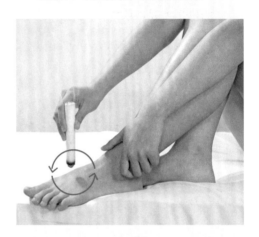

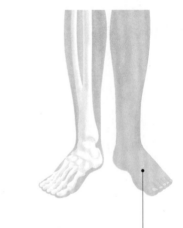

**精准取穴**
本穴位于足背，第一跖骨间隙后方凹陷处，在拇长伸肌腱外缘。

# 大敦穴：
## 护肝养肝有奇功

"大"，大小之大；"敦"，敦厚。"大"，指大趾。穴在大趾外侧，肌肉敦厚，故名"大敦"。

### 护理肝经的要穴

大敦穴是足厥阴肝经的首穴，是肝经的气血发出的穴。该穴对于肝经经络出现的疾病及肝脏本身的疾病都有调理作用。如小腹痛、遗尿、尿血、阴缩等。

### 调理肝脏，活血化瘀

肝藏血，本穴归于足厥阴肝经，有活血化瘀、凉血止血的功效，当肝功能异常时，女性时常表现在月经上，如月经不调、崩漏等，可选用大敦穴来调理。

### 清热利湿，安神醒脑

该穴有清热利湿、调理下焦的功效，为调理疝气的要穴，主治阴中痛、癃闭、淋疾等。另外，本穴为足厥阴肝经井穴，具有醒脑开窍、安神定志的功效，主治情志不畅引起的癫狂等。

## 掐按大敦穴

用拇指与示指指端垂直掐按大敦穴1~3分钟，力量柔和，以有酸胀感为度，可缓解崩漏和月经出血过多等症。

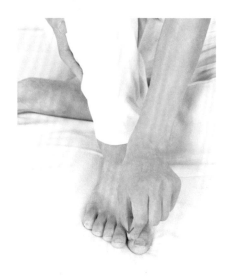

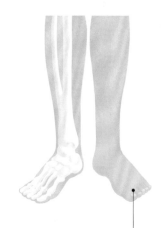

**精准取穴**
本穴位于足趾，大趾末节外侧，趾甲根角侧后方0.1寸。

# 蠡沟穴：
# 同时保健肝胆二经

"蠡"，瓢勺也。穴在内踝上5寸，因近穴位之腿肚形如瓢勺，胫骨之内犹如渠沟，故而得名。

## 使"肝胆相照"的要穴

蠡沟穴可以健肝利胆。此穴是足厥阴肝经的络穴，从此穴处发出经络联系肝与胆。经常按摩这个穴位，能够起到保健肝胆的作用。

## 呵护肝胆，调理难言之病

本穴归于肝经，可联络、调节肝胆两经。具有清利肝胆湿热、祛湿止痒、解毒杀虫的作用，主治月经不调、赤白带下、小便不利、疝气等。

## 按揉蠡沟，可舒筋活络

蠡沟穴有祛风除湿、舒筋活络的功效，用于调理腰背拘急不可仰俯、胫部酸痛等症状。

## 点揉蠡沟穴

两腿盘坐，以大拇指指腹点揉蠡沟穴。点揉的力度要均匀、柔和、渗透，使力量达到深层局部组织，以有酸痛感为佳。早晚各1次，每次点揉3~5分钟，两侧蠡沟穴交替点揉。

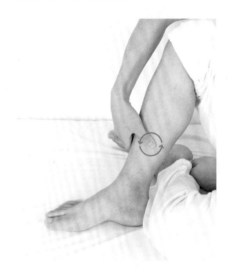

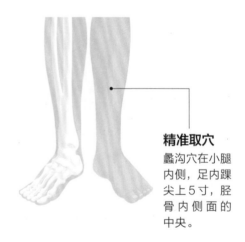

**精准取穴**
蠡沟穴在小腿内侧，足内踝尖上5寸，胫骨内侧面的中央。

# 肝经以外的养肝大穴

## 三阴交穴：
## 补养肝血的特效穴位

"三阴"，指足之三阴经；"交"，指交会与交接。此穴为足太阴、足少阴、足厥阴三条阴经气血物质的交会处。

### 肝脾肾通调的穴位

中医很重视三阴交穴，因为它是肝、脾、肾三条阴经的交会穴。肾为先天之本，内藏人体的元阴元阳；脾为后天之本，气血生化之源；肝主藏血，又为女子之先天，这三个脏器对人体有着很重要的意义。而三阴交这一个穴位，同时将三个重要脏器联系起来，按一个穴位就能促进这三条经脉的气血流通，能够调理许多和这三条经脉相关的疾病。

### 激活女性年轻活力的特效穴

三阴交对女性来说，意义很大。中医认为，女子属阴，以血为用，以肝为先天，肝、脾、肾三脏对于女性极为重要。三阴交可以帮助女性保健、增强体质，还可以帮助女性美容，通过按摩三阴交，可使肝、脾、肾的气血运行畅通，面色自然就会变得红润而有光泽。

### 有助于保持血压稳定

每日上午 11 点至中午 1 点，用力按揉两条腿的三阴交穴 20 分钟，坚持 2~3 个月，对保持血压稳定有效。

### 掐按三阴交

用拇指掐按三阴交穴 20 次，两侧可同时进行。可以调理月经失调、遗精、小便不利以及皮肤病、失眠、高血压、肢体疼痛等。

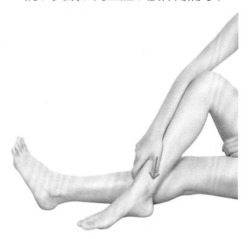

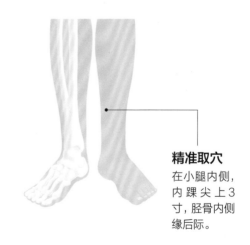

**精准取穴**
在小腿内侧，内踝尖上 3 寸，胫骨内侧缘后际。

# 肝俞穴：
## 疏肝理气，调治肝病

"肝"，肝脏；"俞"，输注。本穴是肝气转输于后背体表的部位。

### 改善心情、保护肝脏的要穴

中医认为"肝主疏泄"，肝的疏泄功能正常，则全身血液运行通畅，心情自然就会舒畅。当肝脏有疾时，多表现为胁痛、黄疸等肝胆病症。这些症状，刺激肝俞穴就可调理。

### 清肝明目，保护视力

肝开窍于目，本穴有泄肝火、补肝血、清肝明目、消肿止痛的功效，主治目赤、目视不明、迎风流泪、夜盲等。

### 泄火止血，主治吐血

肝藏血，本穴具有清肝热、止血泄火的作用，主治吐血、衄血等。该穴有平肝潜阳的作用，主治眩晕、癫狂等。

## 拔罐肝俞穴

取俯卧位，将抽气罐吸拔在肝俞穴上，但是吸力不要太大，留罐10分钟。起罐时尽量轻柔一些，对穴位皮肤进行消毒。时常吸拔，有清肝火、明目的功效。

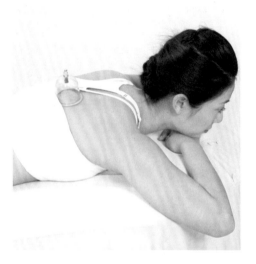

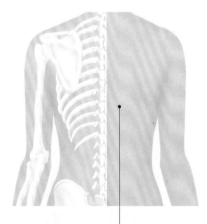

**精准取穴**
在背部，第九胸椎棘突下，后正中线旁开1.5寸。

# 胆俞穴：
# 疏肝利胆的好帮手

"胆"，胆腑。本穴内应胆，为胆气输注之处，是调治胆疾的重要腧穴。

### 疏肝解郁利胆的要穴

胆俞穴是胆经气传输之处，具有疏肝解郁、利胆退黄、理气止痛、清泄胆火的功效，主治黄疸、胁痛、腋下肿痛、口苦咽痛等。

### 肝胆疾病都能调理

按摩胆俞穴能够缓解和调理胆囊炎、肝炎等顽固性疾病，减轻肝脏受损为身体带来的损害；同时有效地调理黄疸、口苦、呕吐、失眠等症状，能够有效抑制肝脏损伤的发展。

## 点压胆俞穴

用双手拇指点压胆俞穴，局部有酸、胀、麻感为佳，每分钟100次，每日3次，可以调理肝胆疾病。

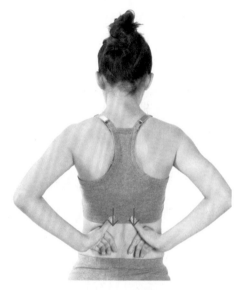

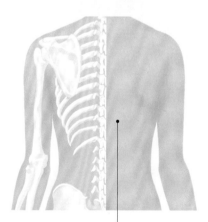

**精准取穴**
在背部，第十胸椎棘突下，后正中线旁开1.5寸。

# 睛明穴：
# 清肝明目就按它

"睛"，眼睛；"明"，明亮，光明。本穴有明目的功效，故名"睛明"。

### 让眼睛变明亮的穴位

膀胱经之血由睛明穴提供给眼睛，眼睛受血而可以视物，变得明亮清澈，所以称为"睛明"。

睛明穴是调理眼病最常用的穴位之一，主治目赤肿痛、视物不明、近视、目眩、迎风流泪、结膜炎、眼睛疲劳等。

### 按按睛明穴，缓解眼睛干涩

按摩睛明穴可以疏通膀胱经，保证其气血源源不断地流向眼睛，使眼睛恢复湿润。

### 按摩睛明穴，轻松告别黑眼圈

黑眼圈多由眼睛疲劳导致眼周气血运行不顺畅、气血瘀滞所引起。按摩睛明穴，能加速眼部血液循环，激活眼部细胞，消除黑眼圈，使眼睛恢复神采。

## 点按睛明穴

用示指指尖点按睛明穴，按时吸气，松时呼气，共 36 次。然后轻揉 36 次，每次停留 2~3 秒，能使眼睛变明亮，可防治假性近视。

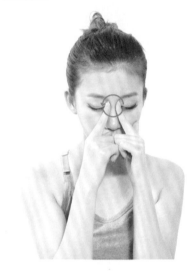

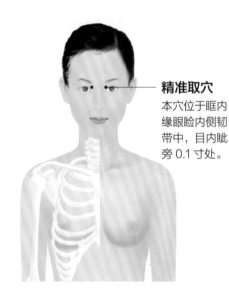

**精准取穴**
本穴位于眶内缘眼睑内侧韧带中，目内眦旁 0.1 寸处。

# 足三里穴：
# 疏肝理气，活络通经

古代以"里"为"寸"，"三里"即"三寸"。足三里，指膝下3寸，也表示按摩此穴，能将人体四肢瘀积的邪气驱逐在三里之处，故名"足三里"。

## 疏肝调血的养生大穴

足三里穴，自古以来就被历代医家视为养生大穴，可以防治多种疾病，是强身健体的好帮手。中医认为，按摩足三里穴，具有调节机体免疫功能、增强抗病能力、疏肝理气、调理脾胃、活络通经的保健作用。

## 调节肝血虚效果好

足三里穴是胃经的要穴。胃是人体的一个"给养仓库"，胃部的食物只有及时地被消化、分解、吸收掉，人体的其他脏器才能得到充足营养，人才能身体健康、精力充沛。因此，刺激足三里穴不仅能够调理脾胃，还能够疏肝理气、调节肝血虚。

## 常灸足三里，胜吃老母鸡

人体内多气多血的经络，当属胃经，而足三里穴是胃经上的要穴。艾灸足三里，能够激发全身气血的运行，调节胃液分泌，增强消化系统功能，提高人体免疫功能、延缓衰老。因此，民间流传着"常灸足三里，胜吃老母鸡"的说法。

## 艾条温和灸足三里

取坐位。点燃艾条，在足三里穴上施灸，火头距离皮肤1.5~3厘米，每日灸1~2次，每次灸10~15分钟。5~7天为一个疗程，间隔2天可行下一个疗程。有补肝养血的功效。

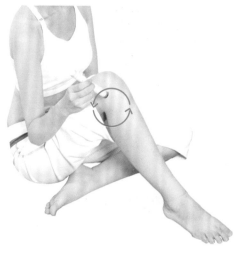

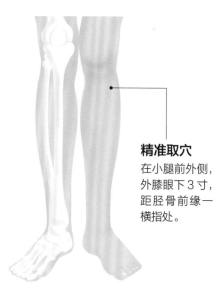

**精准取穴**

在小腿前外侧，外膝眼下3寸，距胫骨前缘一横指处。

# 养肝保健按摩法

## 按揉眼周：肝健目自明

中医讲，目明而肝健。时常按摩眼睛周围的穴位，可以有效地清肝明目，促进眼部气血循环。

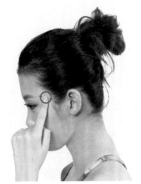

### 太阳穴

**精准取穴：** 位于面部，眉梢到耳朵之间大约 1/3 的地方，用手触摸最凹陷的位置。

**特效按摩：** 用示指顺时针按揉太阳穴 10~20 次，接着再逆时针按揉相同的次数。

**养肝功效：** 清肝明目，主治目赤肿痛、头痛、眩晕、失眠等。

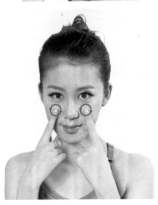

### 四白穴

**精准取穴：** 在面部，双眼平视时，瞳孔直下，当眶下孔凹陷处。

**特效按摩：** 双手示指伸直，以示指指腹揉按左右四白穴，有酸痛感，每次 1~3 分钟。

**养肝功效：** 祛风明目，通经活络，可以缓解眼疲劳、眼干涩，主治近视、目赤痛痒、迎风流泪、白内障等。

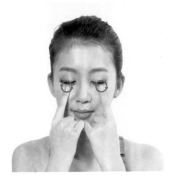

### 承泣穴

**精准取穴：** 在面部，眼球与眶下缘之间，瞳孔直下。

**特效按摩：** 用示指指腹揉承泣穴 1~3 分钟。

**养肝功效：** 清肝火，明目止泪。促进眼部血液循环，预防黑眼圈。

## 揉腹：疏肝理气，调理便秘

唐代著名医学家孙思邈认为"腹宜常摩，可去百病"。按照中医的观点，"背为阳，腹为阴"，腹部是"五脏六腑之宫城，阴阳气血之发源"，有肝、脾、胃、胆、大肠、小肠、肾、膀胱等脏器。保护好腹部，可使五脏六腑安和。揉腹可以疏肝理气，通和上下，充实五脏。

### 揉腹的方法

仰卧或端坐，先做几次深呼吸，以放松肌肉，排除杂念，然后将右手掌贴在脐部，左手掌放在右手背上，以脐部为中心，稍稍用力，做顺时针方向按揉，按摩的范围由小到大，再由大到小，连续按摩50次；再更换左右手位置，做逆时针方向连续按揉50次，反复3~5次。按摩结束后，可以将发热的双手放在丹田处（脐下3寸或10厘米处），使揉动时的热量传递到腹部。

### 揉腹注意事项

不可在"过饱"或"过饥"的情况下施行按摩，凡腹部患有肠梗阻、急性腹痛、内脏恶性肿瘤等不宜揉腹。

腹部轻轻揉，
疾病自然无。

## 按揉耳朵：清肝泄火，治耳鸣

　　肝火旺盛、时常容易目赤耳鸣的人，平时要多做一些简单的按揉耳朵动作，可以有效地促进血液循环，既能够清泄肝火、提高双耳的功能，也能对全身发挥保健作用。具体方法主要有以下几种。

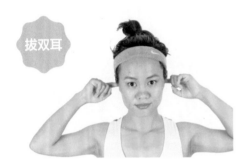

**拔双耳**

双手示指伸直，分别伸入两个耳孔中，旋转180°，反复3次后立即拔出，一般拔3~5次即可。该方法能使听觉变得灵敏，并且还有健脑的神奇效果。

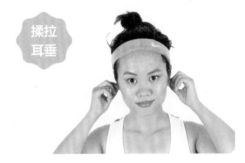

**揉拉耳垂**

用双手的拇指、示指同时按摩耳垂，先将耳垂揉捏、搓热，然后向下拉耳垂15~20次，使之发热、发烫。耳垂处的穴位主要对应头、额、眼、舌、牙、面颊等处。

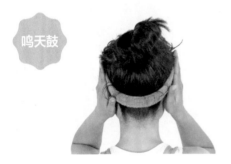

**鸣天鼓**

两掌分别紧贴在耳部，掌心将耳部盖严，然后用大拇指和小指将其固定，其余三指一起或分指交错叩击头后枕骨部，也就是脑户、风府、哑门穴的位置，耳中"咚咚"鸣响，如击鼓声。该法有提神醒脑、聪耳的功效。

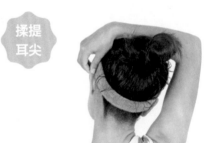

**揉提耳尖**

用左手绕过头顶，拇指、示指捏右耳朵上部，先揉捏此处。然后，往上提揪，直到该处充血发热，每次20下；同样用右手绕过头顶，用拇指、示指捏住左耳朵的上部，先揉捏此处。之后，再往上提揪，直到此处充血发热，每次15~20下。

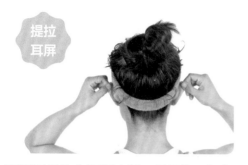

**提拉耳屏**

双手示指放在耳屏内侧，用示指、拇指提拉耳屏，自内向外做提拉。手法由轻逐渐到重，牵拉的力量以不痛为限，每次 3~5 分钟即可。

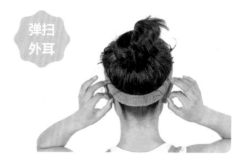

**弹扫外耳**

用双手把耳朵由后向前弹击，轻扫为主要动作，这时会听到"嚓嚓"的声音。每次 20 下，每天数次。长期坚持，就可以健肝强肾。

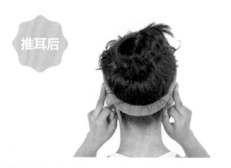

**推耳后**

用两手中指的指面，分别放置在两耳后，上下来回各推擦 20~30 次，直到局部皮肤发热为止。

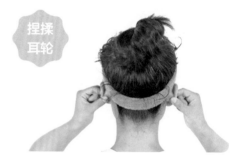

**捏揉耳轮**

用示指贴着耳郭内侧，拇指贴着耳郭的外侧，相对做捏揉。做 2~5 分钟，以耳部感到发热为止。

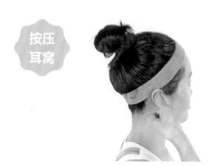

**按压耳窝**

先按压外耳道开口边的凹陷处，按压 10~15 下，直至此处有明显的发热、发烫感。

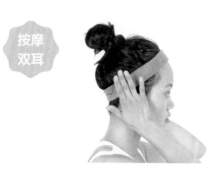

**按摩双耳**

双手掌心摩擦发热后，向后按摩耳正面，接着再向前反折按摩背面，反复按摩 5~6 次。

# 捏脊：提高肝功能

捏脊是指连续捏拿脊柱部的肌肤。它有疏通经络、调整阴阳，促进气血运行，改善肝、肾、心、肺等脏腑功能，以及增强机体抗病能力等多种作用。

## 捏脊的方法

可用双手沿脊柱两旁的肌肤，由下而上连续挟提，边捏边向前推进，自尾骶部开始，一直捏到项枕部为止。重复 3～5 遍后，紧接着再按揉肾俞穴（在第二腰椎棘突旁开 1.5 寸处）2～3 次。一般每天或隔天捏脊一次，6 次为一个疗程，就能收到良好效果。慢性疾病在一个疗程后，可以先停下来，休息一周，然后接着进行第二个疗程的捏脊疗法。

## 捏脊注意事项

捏脊安排在早晨起床后或者晚上临睡前进行，效果比较好。捏脊前，需要露出整个背部，力求背部平、正，肌肉要保持放松状态；捏脊时，室内温度要适中，不可过冷或过热。捏脊者的指甲要修整光滑，双手要清洗干净，手部要保持温暖，手法要轻柔、敏捷。

## 哪些人不适宜捏脊

如果脊柱部位的皮肤有外伤或者感染，就不适合捏脊；如果患者伴有高热、高血压、心脏病，应该慎用捏脊疗法。

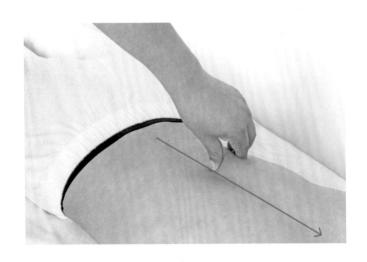

# 反射区疏肝解郁按摩法

　　中医认为，肝藏血、主疏泄，与人体的精神、情志活动关系密切。一旦肝有病，导致肝气郁结，就会出现精神抑郁、无精打采、面红耳赤、心烦易怒，如果抑郁情绪得不到及时缓解，就会影响正常生活和工作。而手、耳、足反射区按摩不仅有显著的疗效，而且操作方便，是一种疏肝解郁的好方法。

## 手部按摩

**位置：** 肝反射区。

**方法：** 用拇指和示指捏按左右手手掌的肝反射区，力度以反射区产生酸痛为度，但不要擦伤皮肤。该方法能够缓解易怒急躁。

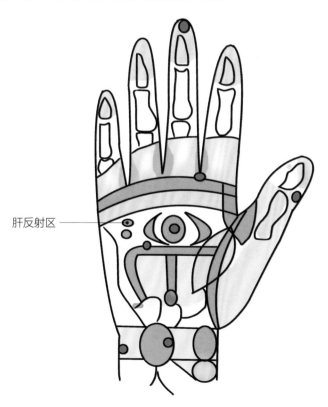

肝反射区

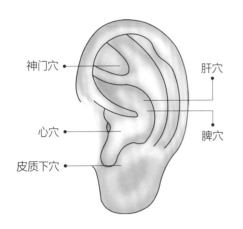

神门穴
肝穴
心穴
脾穴
皮质下穴

## 耳部按摩

**位置：** 神门穴、心穴、肝穴、脾穴、皮质下穴。

**方法：** 先用医用药棉对选定部位做消毒，再以医用胶布（0.5 平方厘米）将绿豆压贴在上述耳穴上。每穴捏压 30 秒左右，直到耳部有热痛感为度。

## 足部按摩

**位置：** 肝、胆囊、腹腔神经丛、肾、输尿管、膀胱反射区。

**方法：**

1. 找准肝、胆囊反射区，一手握足，另一手半握拳，手指弯曲，用示指近节指间关节顶点施力，向足趾方向按摩，力度以反射区产生酸痛为宜。该方法能增强肝功能，帮助脾胃正常消化，调理失眠、惊恐、肝和胆囊方面的疾病。

2. 找准腹腔神经丛反射区，一手握足，另一手半握拳，以拇指指腹揉按 1 分钟，力度适中，每日坚持做 3 次。该方法对胃肠神经症、肠功能紊乱及更年期综合征等疾病有很好的调理效果。

3. 找准肾、输尿管、膀胱反射区，再以拇指指腹连续揉按这三个反射区，力度适中，每个反射区推按 1 分钟，每日坚持 3 次。该方法可以增强泌尿系统的排泄功能，有利于将体内有毒物质及代谢产物排出。

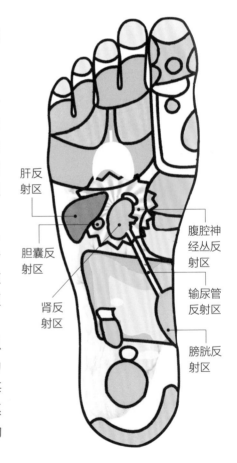

肝反射区
胆囊反射区
肾反射区
腹腔神经丛反射区
输尿管反射区
膀胱反射区

# 男养肾、女养颜，都要先养肝

# 肝肾同源，男人养肾先养肝

## 男人补肾先补肝

中年男人最怕肾虚，因此常把补肾挂在嘴边，殊不知养肝和补肾同等重要，而且补肾不当反伤肝。其实，肾虚的人适当补肾也是应该的，只是肝肾同源，男人补肾首先要养肝。

### 中医自古就有"肝肾同源""精血同生"的说法

具体说，肝脏和肾脏间有着相互联系、相互影响的关系。中医认为："肝藏血，肾藏精"，精能生血，血能化精。肝肾同源，精血同生，肝血依赖肾精的资助，肾精足则肝血旺，肾精亏损也可能导致肝血不足。肾精也有赖于肝血的滋养，肝血旺则肾精充，肝血不足也会导致肾精亏损。

为什么说男人补肾先养肝呢？肾虚在中医上有肾气虚、肾阴虚和肾阳虚3种情形。无论哪种情形，都要先补肝血。肝血充盈，血液才能顺利转化为肾精。

### 很多肝脏疾病都源于不良的生活习惯

最容易使男人肝受伤的是饮酒。酒精对肝脏的伤害很大，酒精中的乙醇和亚硝胺能使肝脂肪变性，引发酒精性肝炎、肝纤维化，甚至肝癌。因此，男人要少饮酒。除喝酒外，工作压力大、紧张、熬夜也会伤害男人的肝，尤其是熬夜。长期熬夜会使肝脏得不到足够休息，可能使体内血脂、血糖的代谢紊乱，从而引发高血压、糖尿病、高脂血症等。烟草中含有的有毒物质，也会损害肝脏功能，抑制肝细胞再生和修复。因此，男人养肝首先要养成健康的生活习惯。

另外，均衡的营养、充足的睡眠、适当的运动，都对肝脏健康很重要。

---

**适合男人吃的补肝肾食物**

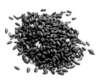

黑芝麻：补肝肾，润五脏

桑葚：补肝、益肾、滋阴

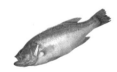

鲈鱼：既能补脾胃，又可补肝肾、益筋骨

# 男人肝好，神清气爽有精神

当下，男人在社会上面临的生存压力越来越大。忙着工作、经常加班，精神疲惫，忙于各种应酬，使男性在不知不觉中增加了患上脂肪肝、酒精肝等疾病的风险，各种各样的压力伤了精气神。在精力、体力都不足以用来消耗时，人们首先想到的是补肾。

## 肾不虚，就不要乱补肾

其实，肾不虚的话，就不要去凑这个热闹。乱补不仅对身体没什么好处，还会使肝脏受损。因此，在肾不受损时，正确养护肝脏就能为你的健康加分。

中医学将肝视为"将军之官"，主疏泄，管理身体的气血水液的正常运作。肝脏疏泄正常，人体气血就能升降通畅，身体才会无恙。

## 肝好的男人，看起来最潇洒

肝脏是人体的排毒器官，可以抵抗病毒，排除毒素。养好肝脏，就能增强免疫功能，减少病毒侵害，身体自会安然无恙。

因为肝脏和眼睛、指甲、筋骨、神经、精神、情绪等都有关系，因此肝血充足的人皮肤细腻有光泽，指甲健康饱满，眼睛有神，心情舒畅，显得精气十足。这样的男人看起来最潇洒。

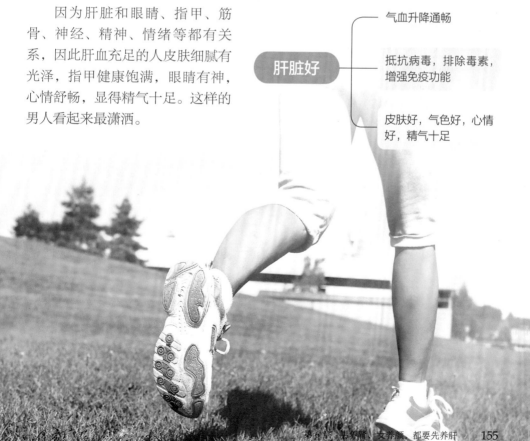

肝脏好

气血升降通畅

抵抗病毒，排除毒素，增强免疫功能

皮肤好，气色好，心情好，精气十足

# 男人养肝要牢记：拒绝"五劳七伤"

日常生活讲究"食饮有节，起居有常"。只有做到劳逸结合，才能健康长寿。生活中很多人的病都是累出来的，还有一些不良的生活习惯也会损伤人的脏腑，影响人的身心健康。中医将这些损伤身心健康的行为归纳为"五劳"和"七伤"。

| 五劳 | 久视、久卧、久坐、久立、久行 |
|---|---|

| 七伤 | 大饱伤脾，大怒气逆伤肝，强力举重、久坐湿地伤肾，寒饮伤肺，忧愁思虑伤心，风雨寒暑伤形，大恐惧、不节伤志 |
|---|---|

## 不管是"五劳"还是"七伤"，都会损伤肝肾，危害身心健康

"五劳"为什么会伤肝呢？

中医认为，久视伤血、久卧伤气、久坐伤肉、久立伤骨、久行伤筋。由于气、血、筋、骨等都与肝脏密切相关，因此不管是伤到了气、血，还是扭到了筋、骨，都相当于损害了肝脏。

除了"五劳"会伤肝，"七伤"也会损害肝脏健康。中医认为，肝主情志。人在愤怒的时候，会损耗肝脏中的气血。相反，若肝血不足或肝气郁结，人也容易发火。同样，当我们忧郁恐惧时也会损耗肝血，人的情绪也会受到影响。

## 造成"五劳七伤"的原因很多

"五劳七伤"往往与食品的"五味"、节令的"四时"，甚至风向的方位有着密切的关系。

所以，养生学认为：在养生时，要注意酸、甜、苦、辣、咸的适量，切不可偏食；在生活起居上，要按季节的交替、冷暖，适时增减衣服，适当锻炼，顺应自然。这些都是强身健体，预防"五劳七伤"的必要措施。欧阳修曾云："以自然之道，养自然之身"，讲的就是这个道理。

## 避免"五劳七伤"的小动作

①预备姿势：自然站立。
②两手前伸，掌心向上，手臂伸直慢慢上提；两手上提，至与胸同高。
③双掌翻转，掌心向下；两手慢慢放下，同时头慢慢转向右侧。
④两手放至身体两侧，同时头转向左侧，眼睛尽力看左后脚跟。
⑤最后一次吐气时，两手慢慢放下，返回预备姿势。

## 秘制菊花酒：男人的强肾保肝酒

　　菊花酒是呵护身体的健康酒。中医认为，菊花酒有醒脑明目、补肝气、延缓衰老等多种功效。晋代陶渊明曾以诗句"酒能祛百虑，菊解制颓龄"赞菊花酒；宋代陆游有一次患病，因为饮用菊花酒后病体恢复很快，于是也写了一首诗来赞美菊花酒的保健功效："菊得霜乃荣，性与凡草殊。我病得霜健，每却稚子扶。岂与菊同性，故能老不枯……"从这些诗句，我们不难看出菊花酒的保健功效。

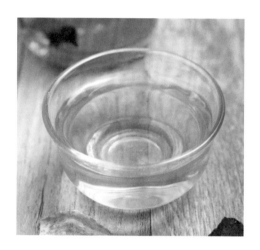

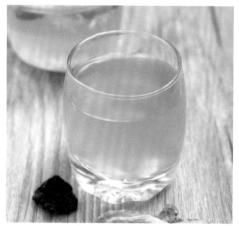

# 菊花当归枸杞子酒

**材料**　枸杞子、菊花、当归、地黄各50克，白酒500毫升。

**做法**

1. 将枸杞子、菊花、当归、地黄倒进瓶子里。
2. 倒入白酒，将上述药材充分浸泡；然后把它们搅匀，把盖盖好，放置阴凉通风处，泡15天左右即可饮用。

**用法**　每天喝1~2次，每次平均饮用20~30毫升。

**功效**　补肝明目，补养气血。

# 菊花生仁地黄糯米酒

**材料**　野菊花、当归、生地黄、枸杞子、糯米各适量，白酒500毫升。

**做法**

1. 野菊花去蒂，洗净，和当归、生地黄、枸杞子一起放入砂锅中加水煎汁，药汁煎好后用纱布过滤备用。
2. 将浸好的糯米蒸好，放在竹簸箕里摊开，用勺子将糯米搅拌均匀，边拌边洒过滤好的菊花药汁，直到糯米饭冷却，再将酒曲撒上面，装进陶制的坛子中，封口。
3. 3天后，即可饮用。

**用法**　每天喝1~2次，每次平均饮用20~30毫升。

**功效**　滋阴，除肝火，明目。

## 煮黑豆：宫廷秘方补肝肾

中医认为"肝肾同源"，男人养肝先补肾，补肾也能增强肝的生理功能。补肝肾最常用的食物就是黑豆，黑豆的食疗方很多。不过在宫廷秘方里有一种方法叫煮料豆，补肝肾效果很好，即将黑豆和各种滋补肝肾的中药放在一起煮，可以加强柔肝补肾的功效。

黑豆不仅是一种食品，还是一味补虚中药。根据中医五行理论，肾属水，而黑色也属水，黑色食物可以补肾强身。对于黑豆的补肾功效，明代著名医学家李时珍说："服食黑豆，令人长肌肤，益颜色，填筋骨，加力气，乃补虚之神秘验方也。"

黑豆能滋阴补肾，有助于增强肝的生理功能。这其中有两点原因：其一，肾水可以涵养肝木，肾水足则肝得养；其二，肾精可转化为血，血可以养肝，通过养肾就能够达到肝肾同养的目的。

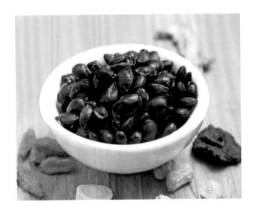 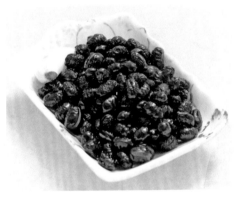

## 煮料豆

材料　当归12克，枸杞子、首乌各20克，牛膝、生地、熟地各10克，白芍、菊花、川芎、甘草、陈皮、白术各3克，炒黄芪5克，黑豆2000克。

做法

❶ 将准备好的中药和黑豆一起放到砂锅中，加适量清水，小火炖煮。

❷ 煮至黑豆熟烂后，去中药，吃豆。

功效　补肾，乌发，养肝，改善体质。

## 醋泡黑豆

材料　黑豆500克，食醋适量。

做法

❶ 将黑豆洗净，晾干；将其放到平底锅中，中火炒5分钟左右，等黑豆皮裂开后，改为小火，再炒5分钟。

❷ 将炒好的黑豆晾凉，然后放到食醋中浸泡，浸泡2小时左右就能食用了。

功效　养肝明目，减肥，乌发，美白。

## 秋吃栗子：肝舒肾好心情好

秋天吃栗子，是男人很好的营养美食。栗子能让人的身体健康起来，这源于栗子的补肾养肝功效。

据说，宋代文豪苏东坡晚年曾患上腰膝酸软、疼痛的毛病。他一位朋友了解到他的困扰后，便建议他食用生栗子进行调理，最终取得了较好疗效。对此，苏东坡还作诗称赞栗子："老去日添腰脚病，山翁服栗旧传方。客来为说晨兴晚，三咽徐收白玉浆。"

通过苏东坡的故事，可以看出栗子具有强壮筋骨、舒经活络的功效。栗子之所以有这种功效，就是因为其能补肾养肝。中医认为，肾主骨，肝主筋，肝肾的生理功能增强，自然筋骨也就强壮了，当然就不会被腰腿疼痛的毛病盯上。

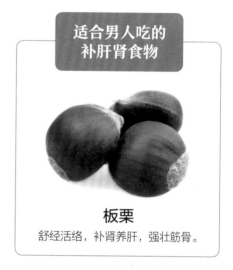

**适合男人吃的补肝肾食物**

**板栗**

舒经活络，补肾养肝，强壮筋骨。

# 果酱板栗饼

**材料** 板栗肉250克，果酱80克，精面粉150克，芡实、牛奶粉各50克，菜油1000毫升（实耗100毫升），白糖200克，鸡蛋2个。

**做法**

❶ 将板栗和芡实碾成粉，放入盆中，打入鸡蛋，放入白糖、精面粉、牛奶粉、水以及50毫升菜油，搅拌均匀，做成一个个直径3厘米左右的板栗圆饼。

❷ 锅置火上，倒入足量菜油，待其烧至七成热后，分批放入板栗饼，炸至金黄色浮起后捞出，配以果酱即可食用。

**功效** 固肾补肝，健脾祛湿。

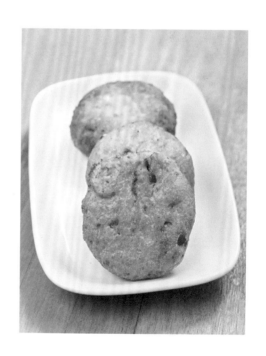

## 肝肾同养功，帮男人摘掉肾虚的帽子

对男人来说，只有将肝肾调养好，才能身强力壮、精力充沛、浑身散发出阳刚之气。

中医认为肝藏血、主疏泄，因此肝和气血是否充盈、气血运行是否通畅有关；肾在五行中属水，肝在五行中属木，一方面肾水能够涵养肝木，另一方面肾精能转化为气血，滋养五脏六腑、四肢百骸。可见，气血的状况和肝肾功能息息相关。为此，经常练习一下肝肾同养功，既可以远离肾虚，又能让男人更阳刚、更健康。

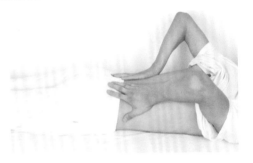

### 劳宫补肾法

每晚临睡前，先将两手掌搓热，然后趴在床上，将两只手分别放在腰部（尤其是劳宫穴所在部位，一定要紧贴在腰上）。如果手上没有热感了，可以再将手搓热，放在腰部，可连续贴5~10分钟。

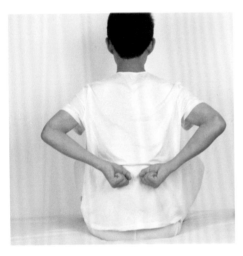

### 叩打腰部

坐在床上，盘起两腿，两手臂自然下垂，保持自然呼吸。然后，双手在身体两侧握拳，用拳头叩打腰部，可持续叩打20~30次。叩打后，双臂下垂于身体两侧，先向左转腰，再向右转腰，让腰部放松。每天坚持做上面的动作，就能收到肝肾同补的功效。

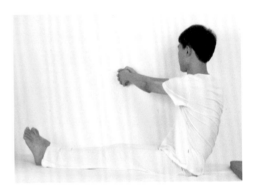

### 转动腰部

取坐位，将两腿伸直，背部挺直。两手臂向前伸展，与肩膀同高，两手相交叉。以腰部为轴，上身和手臂向右转，保持自然呼吸，转4~5次后，再向左转。

## 宿醉最伤肝，多种方法来防治

宿醉指的是因过量饮酒直接导致的醉酒后的状态，伴有头痛、口渴、疲劳、眩晕、胃痛、恶心呕吐、失眠、血压升高或降低等症状。

人们饮酒后，酒精进入血液，可导致大脑中的脑垂体抑制后叶加压素的生成。如果没有这种化学物质，肾脏会将水直接输送膀胱中，而不是重新吸收到体内。这就是饮酒者在第一次小便后需要经常上洗手间的原因。频繁小便还会排出神经和肌肉维持功能所需要的钾盐和钠盐，当体内的钾盐和钠盐含量过低时，头痛、疲倦、恶心就会伴随而来。酒精还能分解贮存在肝脏中的肝糖，并将这种化学物质转化为葡萄糖，然后通过尿液将其排出体外。这种关键能源的缺失也是第二天早上出现疲乏、疲倦的原因。

宿醉对肝脏的危害很大。要想防治宿醉，可选择以下几种方法。

1 喝酒后洗个热水澡能够促进血液循环，加快新陈代谢，使酒精与汗水一起排出。不过，有高血压、心脑血管疾病的患者，酒后要先休息一会儿再沐浴。要提防脑卒中。

2 睡前补充大量的水，醒后再补充一次，有助于缓解脱水引起的不适感。

3 多喝蜂蜜水、柠檬汁或西瓜汁，既能补充水分，果汁中含有的果糖还能加速酒精代谢，同时可减缓恶心症状。

4 可以毛豆入酒、佐餐。毛豆中所含的优质蛋白质、卵磷脂、皂苷等成分，可以预防脂肪肝。毛豆中的维生素C可以防止醉后的不适感及宿醉。

5 中药葛根可以解酒。用葛根30~60克，或葛花10~15克，煎水饮服，解酒效果很好。

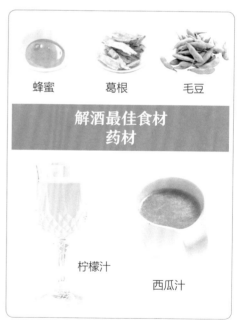

蜂蜜　　　葛根　　　毛豆

**解酒最佳食材药材**

柠檬汁

西瓜汁

# 肝是美丽之基，女人养颜须养肝

## 女人以肝为先天，养好肝气色好

名医叶天士说"女人以肝为先天"，特别强调了肝对女人身心健康的重要意义。女人有经期、孕期、产后、哺乳期等特殊的生理特点，而这些都与肝的功能密切相关。

### 肝经从足至头，纵贯全身

起于足大趾，过阴器，抵小腹，布胁肋，与督脉会于巅顶。所过之处，包括生殖系统、乳房、大脑（调控）等功能都与肝息息相关。

### 肝有两个基本功能

主藏血，主疏泄。一藏一泄，协调配合，就可以提供充足的血液滋养，又能使之正常疏散排泄，使得经期、孕期、产后、哺乳期得以顺畅进行。

### 肝主疏泄，调畅情志

女性心思缜密、情绪易波动，肝的藏血和疏泄功能正常，则情绪容易保持平和畅达，应避免暴怒或过度抑郁。

## 妇科疾病，从肝论治，养血柔肝、疏肝理气是常用的方法

日常生活中避免熬夜，可助血归于肝；适当活动，能够使心情舒畅，可助肝气升发。这些都有益于肝脏的保护。

对女性来说，如果想身体安康，有一个好气色，就需要养肝血，保持肝主疏泄的功能正常。那么，女性该怎样养肝呢？可以时常按摩血海穴。

将大拇指放在血海穴所在处，对其进行按揉。每次可按揉3~5分钟，坚持长期按摩。该穴有补血益气之功效，经常按摩可使气血充盈、面色红润。

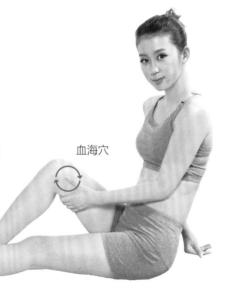

血海穴

# 肝养好，皮肤水润不显老

肝好皮肤才会好，一旦肝脏出现问题，扰乱了内分泌，皮肤就会变黄，甚至长出痘痘和色斑。因此，养好肝，才能养出花样女人。

## 女人防衰老，养肝胜过化妆品

生活中，许多女人为了保持容颜，买来许多化妆品。期待着每天的涂抹就能从脸上看出她们想要的效果，可常常事与愿违。有的人可能会以为某种产品本身效果就不好，然后换另一种，可脸依旧没变好，反而变得红肿，甚至瘙痒、脱皮。

其实，皮肤的状态跟肝脏的新陈代谢有关联，是反映肝脏是否健康的重要指标。肝脏功能弱，解毒能力弱，就易于在血液运行不畅的地方生出斑来。肝好的女人，皮肤也有光泽。因此，女人要想保持不老的容颜，就要将养肝放在首位。

## 疏肝气，清肝毒，养肝血，降肝火

疏肝气可使全身气机疏泄通畅，气机运行不受阻碍，脸上不长痘；清肝毒能化解代谢掉体内的垃圾，人体没毒素，脸上就会红润有光；养肝血能滋养全身脏器，使肝血充盈，身体肌肤才会有弹性；降肝火能够平衡体内阴阳，阴阳调和，皮肤才不会干燥。

## 女人养颜护肤，玫瑰花有功效

玫瑰花可以改善皱纹、保湿润肤、延缓衰老。护肤美颜，平时可以喝玫瑰花茶。具体做法：取玫瑰花 10 朵，冰糖 1 块。将玫瑰花和冰糖一起用沸水冲泡 5 分钟即可。该茶气味芬芳、微甜，能够促进食欲、活血行气、调经止痛。

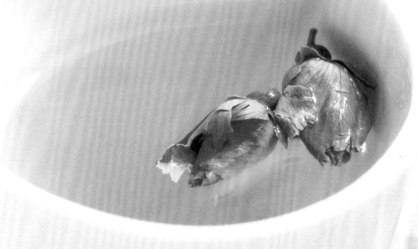

# 养好肝，女人就"风调雨顺"月经准

女人这一辈子都和血有关联。不管是女性来月经，还是怀孕生孩子、哺乳，都需要血的参与。正缘于此，女人才要养血。而女人养血，首先要养好肝。因为肝脏是人体的"血库"，肝健康的话，女人月经和分娩就不会太痛苦。

## 月经是女性健康的"晴雨表"

女性月经周期规律，经期血流量正常的话，就说明肝血充足、肝功能正常。反之，则说明肝有问题。

医学认为，月经有一定规律。正常女性的月经周期通常是28天左右，早一天或晚一天都属正常范围，行经天数一般在4~5天，每个月经周期的血流量约为75毫升。

可是，生活中有许多女性都会出现月经提前或月经推迟的现象。中医认为，女性月经提前或血流量过多都与肝脏虚弱有关。如果女性肝气虚弱，无力调节血流量，血液就会偏离运行通道随便行走，导致月经过多。肝气郁结、肝脏调节血量的功能失常，血流不出来，就会导致月经延迟，或者月经量过少。

## 当肝有问题时，女性还会受到痛经的折磨

造成女性痛经的原因主要有：当肝血不足的时候，子宫内的血液太少，因为得不到足够的津液滋养，就会"痛"，也就是中医讲的"不荣则痛"；而当肝气郁结、气血运行不通的时候，也会"痛"，这是所谓的"不通则痛"。

对于生活中经常有月经不调的女性，要注意以下几点。

①多参加一些全身性运动。比如跑步、游泳等，每周最好做两次，每次应在30分钟以上。

②吃有减压功效的食物，包括香蕉、卷心菜、土豆、虾、番茄、玉米等。

③临床发现，有很多月经不调的女性是因为情绪抑郁、精神受挫造成的。如果能保持良好的心态，将有助于增强疗效。

④女性经期若受寒，就会导致盆腔内的血管收缩，引发卵巢功能紊乱，月经量就会偏少，甚至会出现闭经。

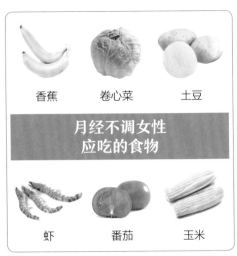

| 香蕉 | 卷心菜 | 土豆 |

**月经不调女性应吃的食物**

| 虾 | 番茄 | 玉米 |

# 产后缺乳，调肝就见效

对宝宝来说，母乳是最有营养的。偏偏有许多女性在生育之后乳汁不足。为了催乳，她们想方设法，用了各种偏方，效果仍然不理想，这是什么原因呢？原来，产后缺乳往往和肝功能失调有关。许多女性不了解这点，一味从外部寻找良药，却忽视了对肝的调理。对很多女性来说，只有肝健康，产后缺乳的问题才会轻松解决。

## 妈妈肝脏不好，生化奶水的能力就差

中医认为"血者，在妇人上为乳汁，下为血海（月经）"。意思是，气血在女性体内行走，往上走形成奶水，往下走就是月经。气血与肝脏有密切关系，因为肝藏血。肝藏血充足，妈妈气血才会旺。相反，如果妈妈肝脏不好，气血不足，生化成奶水的能力就会相对薄弱。生完孩子后，就有可能出现奶水不足甚至没有奶水的现象。

## 鲫鱼通草汤：通乳效果好

对于肝气不通、肝经不畅导致的产后缺乳，调理原则是补足气血、疏肝理气。有一道具有催乳作用的鲫鱼通草汤效果很好。具体做法：将两条鲫鱼去鳞去内脏，洗净，放入锅中；加入通草（5克）和适量清水煮汤；煮至汤色发白、鱼肉熟烂即可。每天坚持饮用，最好连喝一周。其主要功效是：补虚养血，利水和肝，清热祛湿，通乳下气。

## 按摩乳根穴：促进乳汁分泌

除食疗外，还可以按摩乳根穴，有助于疏通经络、畅通气血。

**乳根穴：** 在乳头直下，乳房根部，左右乳房各一个穴。

**按摩方法：** 用示指点按乳根穴1分钟，以局部有酸胀感为宜。

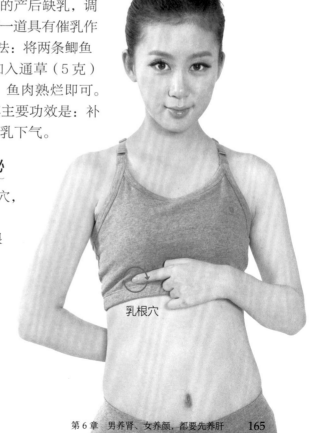

乳根穴

# 养好肝，妇科炎症绕道走

很多女性朋友都患有不同类型、不同程度的妇科炎症，这成为许多女性朋友的难言之隐。一旦患上妇科炎症，往往会出现瘙痒、红肿、疼痛等症状，即使暂时治愈也很容易复发。中医学认为，妇科炎症的根源往往是肝出了问题。按照这种思路进行调理，能够获得较为满意的效果。

## 得了妇科炎症，不去调肝，自然会久治不愈

反复发作、难以根治，是妇科炎症最大的痛苦。许多人认为，出现妇科炎症多半是感染了细菌，因此首选西医治疗。基于此，患者经常会选购一些杀菌的洗液、栓剂，希望快速缓解症状。但是中医学认为，如果脏腑功能正常、健康，身体素质好，就算感染了一些细菌也不应出现炎症。之所以出现妇科炎症，根源在于脏腑的衰弱。综合分析，不管是追求健康还是追求美丽，都必须重视对肝脏的调理。

患有妇科炎症的女性朋友会体会到：在自己心情不佳、抑郁生气时，妇科炎症会比平时还严重。尤其是瘙痒问题，心情越烦躁，瘙痒就越严重。这种现象表明妇科炎症与肝的功能密切相关。当患者肝气郁结时，以乳房疾病和妇科炎症为代表的妇科疾病就与患者如影随形，不容易摆脱。只要肝气不疏，妇科炎症就不容易痊愈。

## 根治妇科炎症，最简单的办法还是要调好肝

肝恢复正常，妇科炎症就会消失。调理肝脏的具体方法是：一要注意休息，避免过重的工作压力；二是随时控制自己的情绪，乐观地对待生活中的人与事；三是多吃一些清热利湿的食物，如莲藕、红枣、山药等。

山药莲藕桂花汤：养肝，防治妇科炎症。

# 四物汤：补肝，调治多种妇科病

"四物汤"是中医补血、养血、调经的一个基本药方，中医临床应用已有千年历史。该方主要由当归、川芎、白芍、熟地四味中药组成，被医家誉为"妇科第一方""妇科圣方""血证立法"等，具有很高的美誉。

女性较为特殊的生理特点决定了女性比男性更容易出现肝血亏虚、肝郁气滞等诸多身体不适。而四物汤就是专门针对女性的特殊生理特点制成的，是妇科病的克星。它可以很好地帮助女性朋友补血、活血，可以有效调理多种常见妇科病，保护女性朋友的身体健康。

四物汤的配方成分中，主要有当归、川芎、白芍、熟地四味药材。

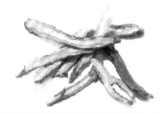

## 当归

当归补血活血、调经止痛、滑肠润燥，用以调理包括肝血亏虚在内的血虚诸症和月经不调、痛经、闭经、虚寒腹痛、肌肤麻木、肠燥便难等症，是中医常用的补血药、调经药、止痛药。

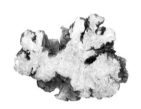

## 川芎

川芎有行气开郁、活血化瘀、祛风止痛的功效，用于调理月经不调、闭经、痛经、产后瘀滞腰痛、胸胁疼痛等多种疾病，是常用的活血药、行气药、祛风药。

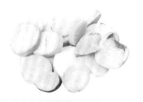

## 白芍

白芍在《神农本草经》中被列为中品，有主邪气腹痛，除血痹，破坚积，止痛，利小便，益气等诸多功效。

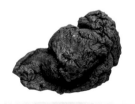

## 熟地

熟地就是我们常说的熟地黄，有补血滋阴的功效，可用于血虚萎黄、眩晕、心悸失眠、月经不调等症。

## 四物汤的制作方法

熟地12克、当归10克、白芍12克、川芎8克，水煎服。该汤补血而不滞血，活血而不伤血，温而不燥，滋而不腻，很适合女性调养服用。

## 砂仁橘皮粥：给肝脏消消气

生活中，不少女人脾气大，容易发火。中医认为，发火跟肝脏有密切关系，无论是肝气郁结还是肝火上亢，都会损伤肝脏，所以我们要学会制怒。砂仁橘皮粥，就是一道不错的疏肝理气之品。

中医将年久的橘皮称作"陈皮"。橘皮气味芳香，味苦、辛，性温，归肺、脾经，有疏肝理气、燥湿化痰的功效；砂仁，是多年生草本植物的果实或种子，味辛，性温，入脾、胃经，具有行气止泻、和胃醒脾的功效，适合于调理胸脘胀满、腹胀食少等症。

因为砂仁和橘皮都有行气疏肝的功效，所以将两者搭配起来做成砂仁橘皮粥，就是一道健脾开胃、疏肝解郁的药膳。

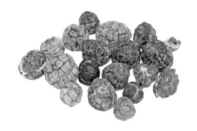

**砂仁**

"补肺醒脾，养胃益肾，理元气，通滞气"，有疏肝健脾的功效。

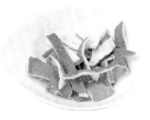

**橘皮（陈皮）**

炖肉的时候放点陈皮，不仅使汤清香扑鼻，还可疏肝理气。

# 砂仁橘皮粥

**材料** 砂仁10克，橘皮5克，粳米100克。

**做法**

❶ 将粳米淘洗干净，将砂仁研碎，橘皮也要清洗干净备用。

❷ 将橘皮和粳米一起放进锅中，加入适量清水，用小火煮。煮到粳米快开花时，加入砂仁末，然后熬5分钟即可关火食用。

**功效** 疏肝健脾，美容养颜。

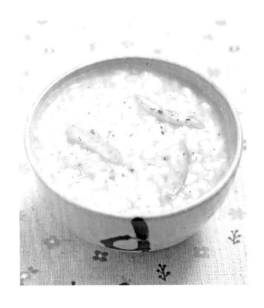

## 菠菜炖猪血：疏肝顺气养肝血

日常饮食中，菠菜不仅能让菜肴美味，还能够保护肝脏。我们知道肝气以上行为顺，青色蔬菜能让肝气像树木的枝叶一样自由伸展，使肝气运行畅通无阻。

菠菜可以清炒，也可以炖汤，不过最好的吃法是和猪血搭配食用。根据中医五行说法，红色入心，猪血具有补血养心的功效。菠菜和猪血一起烹调不但能够增添菜肴的美感，同时还可气血双补。气血充足，才可以从根本上解决肝脏的问题。

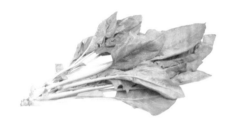

**菠菜**

养肝保肝，净化血液，清除体内毒素。

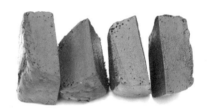

**猪血**

味甘、苦，性温，可以解毒养肝、补血美容。

# 菠菜猪血汤

**材料** 菠菜3棵，猪血100克，葱10克，食盐、香油各适量。

**做法**

❶ 择去菠菜的黄叶和根，冲洗干净后切成段；将猪血洗干净后切成片，再将葱切成段备用。

❷ 将锅放到火上，倒入适量香油，油热后炒葱段，炒香葱段后放适量开水，用大火煮开。

❸ 将猪血放入锅中，再次煮沸后加入菠菜段、盐，煮3分钟即可食用。

**功效** 补血养心，疏肝理气。

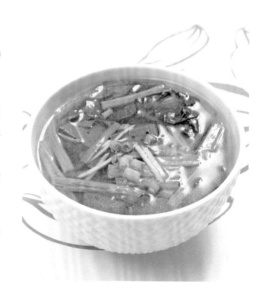

## 拔罐太冲穴、阳陵泉穴、肝俞穴，让容颜变靓丽

拔火罐是一种古老的方法，可活血通络、去湿排毒，对呵护肝脏有益。不过，如果想更好地达到疏肝气、美容颜的目的，就要牢记住太冲穴、阳陵泉穴和肝俞穴，并掌握正确的拔罐方法。

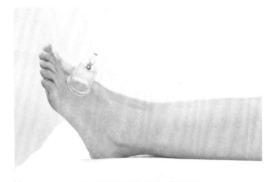

### 太冲穴

用闪火法将火罐吸拔在太冲穴上，每次拔罐 10~15 分钟，每周吸拔两次。

功效：有效舒畅气机，改善肝气郁结。

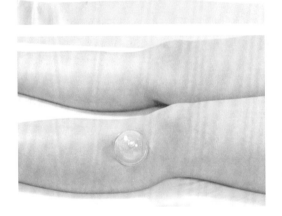

### 阳陵泉穴

用闪火法将火罐吸拔在阳陵泉上，每次拔罐 10~15 分钟。

功效：舒筋活络，有助于肝胆之气升发。

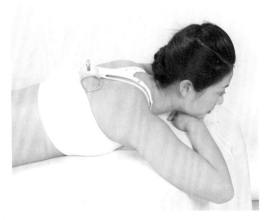

### 肝俞穴

将穴位消毒，然后用闪火法将火罐吸拔在肝俞穴上，每次拔罐 10~15 分钟。

功效：增强肝主疏泄的功能，预防肝气郁结。

第

**7**

章

# 春夏秋冬，
# 顺着季节去养肝

# 春季养肝：养肝的最佳时机

## 春季养肝顺应阳气，切忌"怒发冲冠"

春天冰雪融化，万物复苏。伴随着万物的生长，人体的新陈代谢也逐渐旺盛。随着天气的转暖，冬天积聚在体内的阳气也顺应自然，向外升发。若肝脏疏泄功能失调，疏导功能得不到有效发挥，阳气上升过快，往往会激发急躁的情绪，人也变得容易发怒。人在发怒时，气血就会在头部瘀滞，身体其他部位会由于得不到气血供应而生病。此外，体内阳气上升过快，我们身体中的阳气就得不到很好的补充，抵抗力就会下降，由此引动肝火，从而诱发热感冒、热咳嗽、热哮喘等多种疾病。

## 早睡早起、做适度运动，可防春困

1 早睡早起身体好。一些人在春天容易犯困，时常会感觉精神不振、身体倦怠。为了防止春困，建议养成早睡早起的习惯，夜晚不要晚于 11 点睡觉，早晨起床不要超过 8 点。

2 做适度的户外运动。春天做适度的户外运动，可以舒展筋骨、活动肢体，比如打球、散步、练太极拳、放风筝等，都能养肝护肝，促进人体气血通畅。

3 多晒太阳多运动。春天气候多有变化，容易滋生病毒，人体抵抗病毒侵袭的能力会减弱。多晒太阳能够帮助人体吸收营养，提高身体免疫功能。因此说，多晒太阳是最简单实用的养肝方法。

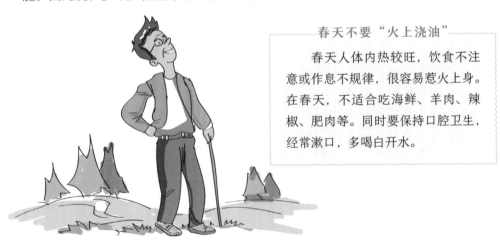

### 春天不要"火上浇油"

春天人体内热较旺，饮食不注意或作息不规律，很容易惹火上身。在春天，不适合吃海鲜、羊肉、辣椒、肥肉等。同时要保持口腔卫生，经常漱口，多喝白开水。

## 春季养肝小动作：挺背收腹

**挺背收腹：** 面朝东站立，两脚自然分开，与肩同宽，两膝微屈，头正颈直，含胸收腹，直腰挺背。两手臂自然下垂，两腋虚空，肘微屈，两手掌轻靠于大腿外侧。全身放松，两眼睁开，平视前方。年老体弱或因病不能立者，可用坐位。

## 多吃时令蔬果和低脂肪食物

1 多吃一些时令水果和黄绿色蔬菜，补充人体所需维生素。可以选择菠菜、芥菜、油菜、韭菜、春笋、香椿、胡萝卜、山药等，水果主要有橄榄等。

2 多吃富含蛋白质、低脂肪的护肝食物。豆腐、豆豉等大豆制品富含蛋白质，但脂肪含量较低；鸽肉、鹌鹑、鱼等禽鱼类食物，也是高蛋白、低脂肪的食物。

3 多吃一些温性食物，少吃酸味。避免引发流鼻血、牙龈出血、呼吸道感染、皮肤过敏等症状。

---

## 春季养肝食谱

# 韭菜鸡蛋盒子

**材料** 韭菜末 200 克，鸡蛋 3 个，面粉 500 克，盐、胡椒粉、味精、植物油各适量。

**做法**

❶ 鸡蛋磕开，加盐打成蛋液，炒成块，盛出；韭菜末、鸡蛋块、味精、盐、胡椒粉做成馅。

❷ 取面粉，加入温水，制成面团，醒发 20 分钟，揉搓至无气泡，搓条，下剂子，擀成面皮，包入馅料，封口边，做成半月形生坯。

❸ 取平底锅，放适量植物油烧至五成热，下入生坯，煎至两面金黄即可。

**功效** 春天吃韭菜，可补脾胃、滋补肝肾，还可防治高血压、高脂血症等。

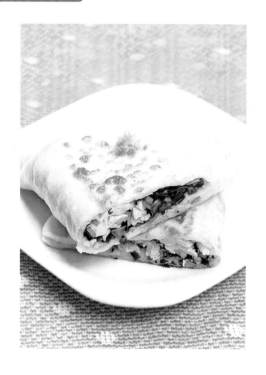

# 夏季养肝：清热利湿，护阴

## 夏季养肝以清热利湿、护阴为主

到了夏天，人体的免疫功能处于一种比较弱的状态中，这与气温高、食欲降低、营养物质摄取不足等有一定的关系。持续高温、大量出汗，引起体内水和电解质的丢失，消耗了大量的营养物质，自然容易损伤到肝细胞。夏季是一年中最为湿热的季节，容易上火伤阴，夏季养肝要以清热利湿、护阴为主。

## 调整作息和心态，安然度夏

1 调整作息。每到夏季，许多年轻人都喜欢熬夜；有些人大半夜还在街上吃烧烤，这都是易伤肝的行为，容易引起肝火上炎，使肝阴受损。夏天如果要保护肝脏，就要保证晚上 11 点前入睡。

2 调整睡姿，适当侧身睡觉。肝经在人体的两侧，侧卧时，无论是左侧卧还是右侧卧，都能有效调养肝气。

3 调整心态。夏季高温炎热，心情易烦躁，快乐、开朗、宽容、放松的健康行为模式和心态有利于肝脏健康。

## 夏季养肝小动作：伸懒腰

**伸懒腰：**双臂缓缓伸到头顶上方，双手交叉，伸个懒腰。这个动作能够锻炼手臂肌肉和手腕力量，促进人体血液回流。但需要注意的是，动作一定要柔和、缓慢，不然很可能伤到肌腱。

---

### 夏季养肝，饮水有讲究

夏天，掌握科学的饮水方法，有助于补充机体因出汗造成的水分丢失。

1. 每日饮水 1500～2000 毫升，时常饮用。

2. 太渴时不要饮水过多，避免胃部不适。

3. 餐前及进餐时不宜饮白开水，以免冲淡胃液，影响消化。

4. 不要过食冷饮。适当食用冷饮，能起到一定的祛暑作用，但过食则有害无益。

5. 解暑的饮料以茶水为最佳，尤其是绿茶，有消暑解渴、清热泻火的作用。

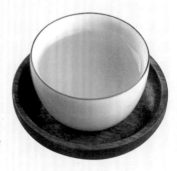

## 补充优质蛋白，均衡营养，吃新鲜蔬果

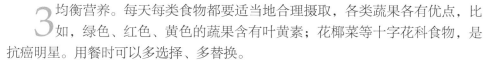

**1** 合理补充优质蛋白。适当多吃一些蛋类、奶制品、豆制品等富含优质蛋白质的食物。

**2** 宜多吃新鲜的瓜果蔬菜（如番茄、香蕉、葡萄、草莓），以及食用菌类（如蘑菇、香菇、金针菇、黑木耳等）。

**3** 均衡营养。每天每类食物都要适当地合理摄取，各类蔬果各有优点，比如，绿色、红色、黄色的蔬果含有叶黄素；花椰菜等十字花科食物，是抗癌明星。用餐时可以多选择、多替换。

**4** 适当多吃一些属性寒凉的食物，有利于清热消暑、凉血净血，并能增强人体抗病毒和免疫能力。如多吃些黄瓜、冬瓜、苦瓜、豆芽、竹笋等。

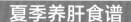
夏季养肝食谱

# 香菇什锦豆腐

**材料** 香菇 50 克，干木耳 10 克，竹笋、豆腐各 100 克，盐 3 克，白糖 5 克，水淀粉、蚝油各适量。

**做法**

❶ 豆腐切块；香菇洗净，去蒂，切块；干木耳用温水泡发后洗净，去掉没有泡发的部分，撕成块；竹笋洗净，入沸水中焯烫后切块。

❷ 锅内倒适量油，待油烧热后，先倒入香菇和木耳翻炒，再倒入竹笋翻炒入味，倒入适量清水，没过食材即可。

❸ 大火烧开后倒入豆腐，轻轻地翻炒，再放入蚝油、盐和白糖调味。

❹ 用小火稍炖一会儿，让豆腐入味，最后用水淀粉勾芡收汤即可。

**功效** 香菇富含大量的蛋白质、多糖、维生素、脂肪等，夏季食用，有助于肝脏的滋养与修复，可有效提高机体免疫功能。

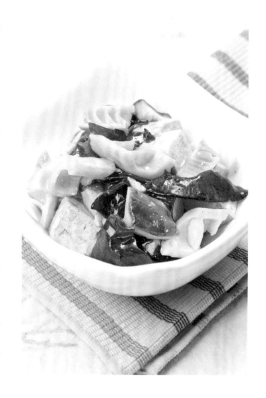

# 秋季养肝：
# 安然度过"多事之秋"

## 秋季护肝宜养阴润燥

秋天的气候由夏天的炎热逐渐转为寒冷，人体的生理活动也由外向活动逐渐转为内敛收藏。虽说秋高气爽，但到了秋天，气候干燥、机体的阴津易亏，易导致肝气多虚。秋季要注意多补水，以养护肝阴，兼顾补益肝气与祛除夏暑的湿热，同时也利于肝脏排毒。

## 补充水分，缓解悲秋情绪

1 补水。秋季燥气上升，很容易伤及津液。于是，咳嗽、哮喘、皮肤干燥等疾病就会在秋季叨扰。多喝水就可以养阴润燥，弥补身体所缺失的津液。

2 睡眠要充足，早睡早起。秋季养肝要注意睡眠充足，早睡早起。早睡是顺应阴精的收敛以养阴，早起则是顺应阳气的舒张来护肺。

3 缓解悲秋情绪。很多人在秋天到来时，难免会生出"悲秋"情绪。这时，用适当的方式调节情绪，能有效减少秋季的燥气对人体的影响。

4 防受凉感冒。秋天清晨气温低，不可穿单衣去户外活动，要根据户外的气温变化来增减衣服。锻炼时不要一次性脱太多，应待身体发热后，脱下过多的衣服。

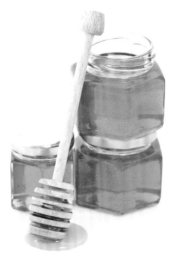

### 预防秋燥是关键

"金秋之时，燥气当令。"中医认为，燥气是秋令的燥热之气生化。秋天的燥邪最容易侵犯人体而损伤肺，使人容易口唇干燥、起皮脱屑、鼻咽燥热、大便干结等症状。所以，秋天一定要"防燥"。秋季应适当多吃些滋阴、润肺、补液生津的食物，如梨、蜂蜜、银耳、芝麻等。

## 秋季养肝小动作：擦胸腹

**擦胸腹：**双掌五指分开，相对放在前胸乳下方，然后稍用力沿肋肋分向两边推擦，上下往返从胸到脐及至小腹，以发热为宜。此法可疏通肝经、脾经，能健脾养肝。

## 秋季饮食要减辛增酸，偏重滋阴

**1** 饮食应偏重滋阴。秋季要适当吃具有滋阴功效的食物，比如芝麻、粳米、糯米、枇杷、蜂蜜、菠萝、乳品等柔润食物，可以益胃生津。另外，要适当吃些豆类食物，少吃厚味油腻食物。

**2** 饮食要减辛增酸。中医认为，秋季饮食要减辛增酸来养肝气。酸味食品能有效涵养肝脏，秋天应减少辛味的摄取来平抑旺盛的肺气，同时还要增加酸味来养护肝气。

**3** 多喝蜜，少吃姜。秋天来临，肝病患者要做到"晨饮淡盐水，晚喝蜂蜜水，拒食生姜"。

**4** 秋季养肝黄金食材：银耳、芡实、南瓜、百合等。

### 秋季养肝食谱

# 银耳百合雪梨汤

**材料** 雪梨两个，水发银耳100克，干百合20克，枸杞子10克，冰糖适量。

**做法**

❶ 雪梨用清水洗净，去皮，去核，切成四方块；干百合洗净用水泡软；枸杞子洗净备用；银耳用温水浸泡涨发，洗净并撕成小朵。

❷ 锅置火上，将银耳放进锅内，加入1000毫升清水，大火烧开，然后改小火炖煮至银耳软烂时，再放入百合、枸杞子、冰糖和雪梨块，加盖继续用小火慢炖，直到梨块软烂时关火即可。

**功效** 清肝明目，滋润肺阴，缓解秋燥引起的肝火上炎。

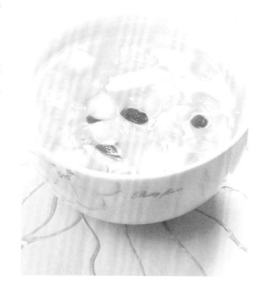

# 冬季养肝：
# 肝肾同补，"来春打虎"

## 冬季宜肝肾同补

在冬季，一切以闭藏为主。人要闭藏，就需要保暖，要避免着凉；精气需要闭藏，宜养不宜泄；性格也需要闭藏，宜低调收敛不宜张扬。肾与肝密切相关，因为肝肾同源，精血同源。因此，在冬季宜柔肝养肝、滋养肝血，而不宜升发、疏泄过度。

## 早睡晚起，注意保暖

1 早睡晚起，养精蓄锐。在冬季，动物多以冬眠状态养精蓄锐，为来年生长做准备，人体也要顺应自然界的特点，宜早睡晚起，合理养精蓄锐。这样做有利于阳气的潜藏和阴精的积蓄。

2 适当地减少活动。在冬季，不宜多做户外活动，也不宜多做剧烈运动，避免扰动阳气，损耗阴精。可以在天气好时，适当做一些身体能承受的运动。

3 注意保暖，避免受风寒。冬季养肝，防寒保暖是首要事情。冬季一定要保证头暖、背暖、脚暖（这3个部分最容易受寒）。另外，女性在生理期，还要特别注意腹部保暖。

4 冬日宜选择的运动项目有慢跑、跳绳、跳舞、爬楼梯、打羽毛球、打太极拳、骑自行车等，冬季做运动宜在午后。

## 冬季养肝小动作：晒背

**晒背：**背部是身体最重要的七条运动和管理阳气的经脉汇集的地方，经常背对日光而坐，让太阳将脊背晒得微暖，阳气就能通过背部的穴位吸收到体内，再顺利地运送到全身各处。

### 防寒保暖小方法：泡脚

冬季泡脚，能够积极有效地防寒保暖。每天睡前用40℃左右的热水泡脚15～30分钟，不仅能够缓解腰背疼痛，还能有效促进睡眠。泡脚水不宜太浅，至少要没过脚踝，效果才会理想。

## 冬季要均衡营养，补充肉类

**1** 温补为主，适当补充肉类。冬天进补，应以温补为主。养肝的同时也不能忘记养肾。肝肾同养，才能使养肝的效果最佳。冬天，可以根据自己的身体状况，适当多吃一些羊肉、牛肉、鸡肉、鹌鹑、墨鱼等。吃这些肉，可使阳虚之体代谢加快，使得内分泌功能增强，从而起到御寒作用。

**2** 营养要平衡。饮食应该多样化，并且注意营养均衡，谷、果、肉、蔬菜合理搭配，适当食用高钙食品。

**3** 进补宜选谷薯类食物。进补要以谷薯类食物为主，粗细粮搭配能获得更全面的营养。主要有山药、红薯、芋头等薯芋类食物。

**4** 饮食要清淡，不适合吃太过肥腻和太咸的食品。

**5** 冬季进补要根据个人体质。通常来说，个人体质不同，进补方子也不同。中医的进补原则是虚者补之，不是虚证患者不宜用补药，对症服药才能补益身体。

## 冬季养肝食谱

# 清蒸甲鱼

**材料** 甲鱼1只（约500克），五花肉片50克，熟火腿片、鲜香菇各25克，葱段、姜丝、盐、料酒、水淀粉、香油各适量。

**做法**

❶ 甲鱼洗净，入沸水中焯透，捞出剁成块，洗净浮沫，加盐和料酒腌渍15分钟；香菇去柄，洗净，切丝。

❷ 把甲鱼块放入大碗内，加入五花肉片、熟火腿片、香菇丝，放入烧沸的蒸锅，中火蒸30分钟，取出。炒锅置火上，将蒸甲鱼的原汤用水淀粉勾芡，淋在蒸熟的甲鱼上，撒上葱段和姜丝即可。

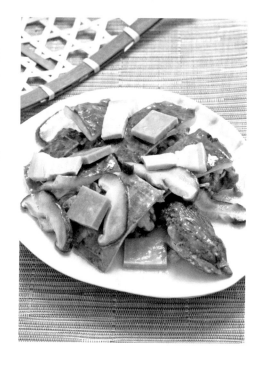

**功效** 滋补肝肾，益气补虚。

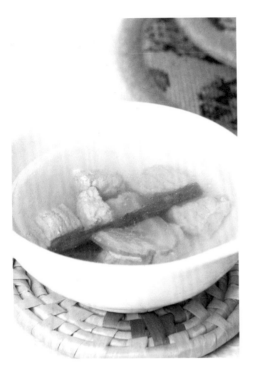

# 当归生姜羊肉汤

**材料** 羊瘦肉250克，当归10克，鲜姜片15克，盐4克，鸡精2克，植物油适量。

**做法**

❶ 羊瘦肉去净筋膜，洗净，切块，放入沸水中焯烫去血水；当归洗净浮尘。

❷ 锅置火上，倒油烧至七成热，炒香姜片，放入羊肉块、当归翻炒均匀，倒入适量清水，大火烧开后转小火煮至羊肉烂熟，加盐和鸡精调味，去当归、生姜，食肉喝汤即可。

**功效** 补气养血，温中暖肾，温补肝血。

# 山药羊肉汤

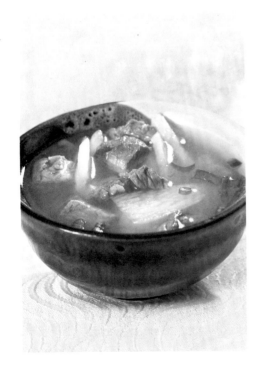

**材料** 山药200克，羊肉150克，葱末、姜末、蒜末、干辣椒、水淀粉、盐、鸡精、植物油、清汤各适量。

**做法**

❶ 将山药洗净，去皮，切片；羊肉洗净，切块，用植物油煸炒至变色，捞出；干辣椒洗净，切段，待用。

❷ 锅置火上，倒植物油烧至八成热，放入葱末、姜末、蒜末、干辣椒段爆出香味，放入山药翻炒，倒入适量清汤，加入羊肉块，加入盐、鸡精调味，用水淀粉勾芡即可。

**功效** 养肝，补血，养颜，强身，通便。

第

**8**

章

# 对症养肝，
# 不受肝病困扰

# 脂肪肝：及时治疗可痊愈

脂肪性肝病（简称"脂肪肝"）正严重威胁着国人的身体健康，已经成为仅次于病毒性肝炎的第二大肝病，并被公认为隐蔽性肝硬化的常见原因。

| 病因 | 肥胖、过量饮酒、糖尿病等 |
| --- | --- |
| 症状表现 | 临床表现轻者无症状，中度以上脂肪肝患者会出现右上腹不适或肝区疼痛、腹胀、乏力等 |
| 多发人群 | 肥胖者、过量饮酒者、高脂饮食者、少动者、慢性肝病患者及中老年内分泌失调患者等 |

## 喝好晨起一杯水

不管多么忙碌，都一定要养成早晨起床后喝一杯温开水的好习惯，帮助自己远离脂肪肝的困扰。

## 不要久坐，避免脂肪囤积

坐的时间过久，就容易造成血液循环不畅，容易使脂肪囤积。所以，坐一段时间就要站起来适当活动一下，利于全身血液循环，避免脂肪囤积。

## 一定要控制饮食

肥胖是造成脂肪肝的主要原因，因此调治脂肪肝一定要控制饮食，控制体重，避免暴饮暴食，每餐只吃八分饱。

## 掌握科学的烹调方法

烹调方法宜采用蒸、煮、烩、炖、熬等，严格限制食用油炸、油煎的食物。每天摄入 25 克油即可。饮食宜清淡，限制盐的摄入（每天摄入 3~6 克为宜），否则不利于脂肪分解。

## 饮食不能太精细、单一

饮食不宜过分精细、单一，主食应粗细粮搭配，多食用蔬菜、水果和菌藻类食物，保证摄入足够量的膳食纤维，减少脂肪的吸收。

### 宜吃食物

燕麦　　洋葱　　海带　　黑木耳

这些食物具有降脂功效，有助于防治脂肪肝。

### 忌吃食物

猪大肠　炸鸡腿　猪肝　　蛋黄

这些食物脂肪、胆固醇含量高，会加重病情。

## 运动调理

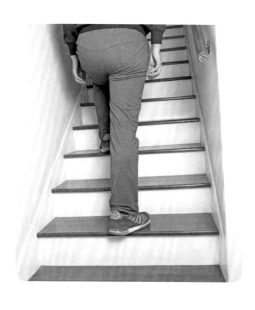

1 每周坚持跑步 3~5 次，每次半小时为宜，有利于消脂，可促进减肥。

2 睡觉之前做仰卧起坐，有利于脂肪消耗。仰卧起坐的次数，根据自己的身体状况安排。

3 用爬楼梯取代乘坐电梯上下楼，不仅能够活动四肢关节，还可以增强心血管系统和呼吸系统的功能。经常爬楼梯的人，不易发生肥胖，患上脂肪肝的概率也会降低。

## 按摩调理

正坐或俯卧。用拇指指腹或指节按揉肝俞穴 5~10 分钟，做圆状按摩。

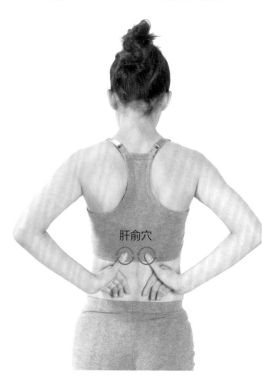

肝俞穴

特效小偏方

**红枣养肝汤：消脂护肝**

红枣 7 颗，用水洗净，然后在每一颗枣上用小刀划直纹，放入杯子，加入 280 毫升沸水，盖好盖子，浸泡 8 小时，然后隔水蒸 1 小时即可。

# 海带炖豆腐

## 提高肝脏解毒能力

**材料** 豆腐200克，海带100克，盐、葱花、姜末、植物油各适量。

**做法**

1. 将海带用温水泡发，洗净，切成块；豆腐先切成大块，放入沸水中煮一下，捞出晾凉，切成小方块。

2. 锅内倒入适量油，待油烧热时，放入姜末、然后放入豆腐块、海带块，加入适量清水大火煮沸，再加入盐，改用小火炖，一直到海带、豆腐入味时出锅，再撒少量葱花即可。

**功效** 降低血液及胆汁中的胆固醇，可保护肝细胞。

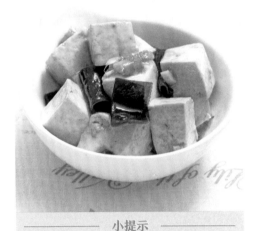

— 小提示 —

葱、姜煸至颜色发黄即可，不可炸至焦黑

# 小米红豆粥

## 消除身上多余的脂肪

**材料** 红豆20克，大米、小米各30克。

**做法**

1. 将红豆洗净，用清水泡4小时，再蒸1小时至红豆酥烂；小米、大米分别淘洗干净，大米用水浸泡30分钟。

2. 锅置火上，倒入适量清水大火烧开，加小米和大米煮沸，转小火熬煮25分钟成稠粥。将酥烂的红豆倒入稠粥中煮沸，搅拌均匀即可。

**功效** 红豆中所含的膳食纤维可以促进大肠蠕动润肠通便，从而消除身上多余的脂肪和赘肉，有利于瘦身减肥，对预防脂肪肝有好处。

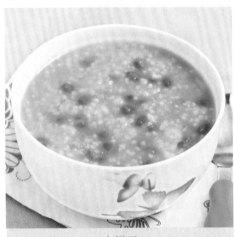

— 小提示 —

红豆中含有被称为"胀气因子"的酶，容易在肠道产气，使人有胀气感觉。在煮红豆的时候加少许盐，有助于将胀气排出

# 家常炒山药

材料　山药 200 克，胡萝卜、泡发的黑
　　　木耳各 50 克，葱末、姜末、盐、
　　　香菜段、植物油各适量。

做法

❶ 将山药洗净，去皮，切片；将胡萝卜
　洗净，切片；将黑木耳洗净，撕成片。

❷ 把山药片在沸水中焯一下捞出。

❸ 油锅烧热，爆香葱末、姜末，放山药
　片翻炒。

❹ 倒入胡萝卜片、黑木耳片炒熟，加盐
　调味，撒香菜段即可。

功效　加速新陈代谢，减少多余脂肪，
　　　减轻肝脏负担。

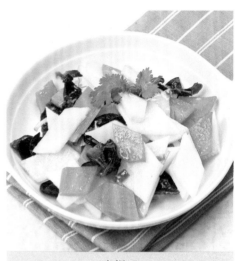

—— 小提示 ——

把山药切碎食用，更容易消化吸收其中
的营养物质

# 凉拌手撕卷心菜

减肥瘦身，保护肝脏健康

材料　卷心菜 200 克，葱花 5 克，植物
　　　油 3 克，盐、鸡精各 2 克，醋、
　　　花椒粒各 10 克。

做法

❶ 将卷心菜洗干净，撕成小块，放入沸
　水中焯一下，晾凉放入盘中，将葱
　花、盐、鸡精、醋倒在卷心菜上。

❷ 锅置火上，倒入植物油烧至六成热，
　放入花椒炸出香味，倒在卷心菜上拌
　匀即可。

功效　预防内脏脂肪的堆积，可以减轻
　　　肝脏的负担。

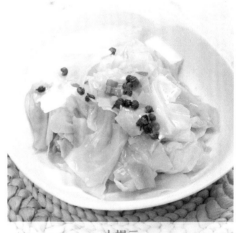

—— 小提示 ——

吃卷心菜时，建议手撕或切块，这样体
积会变大，更容易给人饱腹感，减肥效
果更好

# 肝炎：最常见的肝脏疾病

肝炎是最常见的肝脏疾病，可以严重危及身体健康，所以我们一定要积极保护肝脏。另外，某些肝炎还具有一定传染性，如果不及时调治，任由病情发展恶化，可能引发更严重的疾病。

| | |
|---|---|
| 病因 | 病毒、细菌或者是寄生虫等感染造成，另外还有自身免疫因素造成的，喝酒、滥用药物也可以导致肝炎 |
| 症状表现 | 感染后会感觉疲劳乏力、食欲缺乏、发热怕冷如同感冒、右上腹及肝区疼痛等症状，严重者会出现黄疸、肝掌 |
| 多发人群 | 肥胖者、嗜酒者、年长者、喜欢荤食者、少动者、饥饿者、营养不良者 |

## 中医调理肝炎，以清热解毒为主

西医关于肝炎症状的描述，与中医"黄疸""胁痛""肝胃气痛""湿病"等相似，而这些症状都是"黄疸"的症状。中医认为，之所以会出现这种症状，是因为肝的生理功能受到损伤，累及胆，导致帮助脾胃进行食物消化的胆汁渗透到了血液中。虽然是胆汁不循行于常道，但是其病理的根本原因不在胆，而在于肝。

中医对于肝炎的调理，以清热解毒为主。适当服用降肝火的药物，等到肝脏功能恢复正常，就不需要再用药了。

## 作息有规律，合理控制肝炎

生活中要遵守正常的作息规律，该睡觉的时候睡觉，该吃饭的时候吃饭，肝炎就会得到有效控制。

## 合理饮食很重要

防治肝炎首先要注意合理饮食。多吃一些清淡、容易消化的食物，大鱼大肉、烧烤、麻辣烫、小龙虾等还是少吃为宜。因为清淡食物有助于提高人体阴阳气血的能量，辛辣油腻、高糖高脂、生食冷饮等不仅容易损伤肠胃功能，还容易诱发脂肪肝，使病情恶化。

特效小偏方

**赤小豆花生仁红枣汤：补益肝血，行水解毒**

赤小豆50克、花生仁带衣20克、红枣10个、红糖2匙。先将赤小豆、花生仁洗净放入锅内，加水500毫升，用小火慢炖几分钟，再放入洗净的红枣，继续炖30分钟，至食物熟烂。每日1剂，服时加红糖，分早晚两次吃完。适用于慢性肝炎。

## 一定要保持良好的情绪

很多肝炎患者得知自己生病后，担心病情长期不愈，情绪一再低落。中医认为，悲观绝望等不良情绪，容易压制体内气血运行，降低肝脏的抗病力，甚至使病情恶化。因此，肝炎患者要保持稳定开朗的情绪和积极乐观的心态。

### 宜吃食物

| 蘑菇 | 牛奶 | 蜂蜜 | 鸡蛋 |

富含多种营养物质，可有效加快肝细胞的修复与再生功能，有效增强机体抗病能力。

### 忌吃食物

| 酒 | 辛辣食物 | 刺激性食物 | 甜食 |

这些食物胆固醇含量高，易转化为脂肪。

### 运动调理

1 打太极拳。以 24 式简化太极拳为宜。

2 散步、做操。每天或隔天锻炼，每次 10~20 分钟，运动量要小。

3 自我保健按摩。自我按摩肝区和腹部，每天 2~3 次，每次 5~10 分钟。

4 急性肝炎发作时，不宜锻炼，应卧床休息，可在床上自我按摩，做腹式呼吸。

5 慢性乙肝患者，只要肝功能正常，运动量可以适当加大，但也要注意运动脉搏不要超过 100 次/分钟。运动时间不要过长，运动后一定要卧床休息一会儿。另外，饭前饭后 1 小时内最好不要进行运动锻炼。

### 按摩调理

取合适体位。用掌心或拇指指腹按揉肝俞、胆俞、肾俞穴 5~10 分钟，做回旋状按摩。

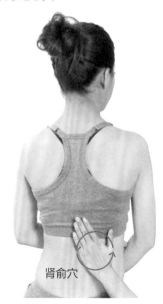

肾俞穴

# 茵陈红枣汤

补血养肝，清热退黄

**材料** 蒲公英、茵陈各 50 克，红枣 10
颗，冰糖适量。

**做法**

❶ 将蒲公英、茵陈冲洗干净，切碎备
用；红枣洗净后去核备用。

❷ 锅里加入适量清水，将准备好的材料
一起放进锅中。

❸ 煎好后，去渣留汁一碗，留枣，加入
适量冰糖搅拌均匀即可饮用。

**功效** 蒲公英可增强肝主疏泄的功能，
还可清热解毒；红枣补血养肝，
甘味入脾胃，可补益脾胃；茵陈
有清热利胆退黄的作用。

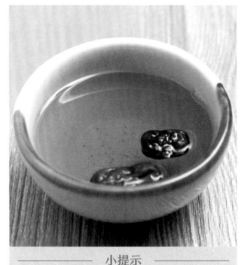

—— 小提示 ——

茵陈、蒲公英除具有药用价值外，也是
野菜，适合春天食用

# 当归母鸡汤

补血养肝，强身健体

**材料** 当归、党参各 12 克，母鸡 1 只，
葱、姜、料酒、盐各适量。

**做法**

❶ 将母鸡煺毛，去除内脏，冲洗干净。
再将当归、党参塞入母鸡肚腹中。

❷ 锅中加适量水，将母鸡放入水中。加
入适量葱、姜、料酒、盐。

❸ 用大火煮沸，转用小火煨炖至鸡肉熟
烂。晾凉到适宜温度即可食用。

**功效** 补血养肝，强健身体。适用于肝
脾血虚所致的慢性肝炎患者及各
类贫血患者。

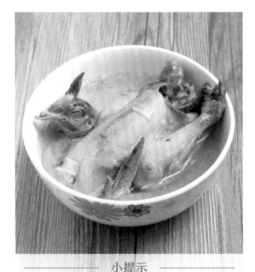

—— 小提示 ——

选鸡，不要选太老或太小的，最好是两
者之间的母鸡营养最好

# 什锦西蓝花

材料　西蓝花、菜花各 200 克，胡萝卜
　　　100 克，白糖、醋、香油、盐各
　　　适量。

做法

❶ 西蓝花、菜花分别洗净，撕作小朵；
　胡萝卜去皮，切片。

❷ 将所有蔬菜放入开水中焯熟，晾凉。

❸ 将西蓝花、菜花放入盘中，加白糖、
　香油、醋、盐，搅拌均匀即可。

功效　常吃西蓝花和菜花可以增强肝脏
　　　的解毒能力，提高机体免疫功能。

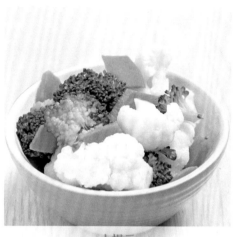

—— 小提示 ——

西蓝花的根部也是很好的食材，含有大
量的膳食纤维，能刺激肠胃消化，应一
起吃掉

# 凉拌空心菜

促进肝脏解毒清热凉血，利尿除湿

材料　空心菜 250 克，蒜、香油、盐各
　　　适量。

做法

❶ 蒜切末；空心菜洗净，切段。

❷ 水烧开，放入空心菜段，焯烫 2 分
　钟，捞出。

❸ 将蒜末、盐和少量水调匀后，再淋入
　香油，做成调味汁。

❹ 将调味汁和空心菜段搅拌均匀即可。

功效　空心菜具有清热凉血、利尿除湿
　　　的功效，能有效排出人体内的
　　　湿毒。

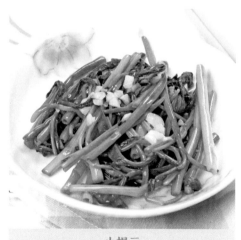

—— 小提示 ——

空心菜不耐久放，如果想保存较长时
间，可选购带根的空心菜，放入冰箱中
冷藏可维持 5~6 天

# 肝硬化：早发现，早治疗

肝硬化是一种严重的肝脏疾病，往往也是肝病患者忽视治疗导致病情恶化的结果。只要治疗得当，肝硬化也能康复。但是，延误调治或调治不当，可能会危及生命。

| 病因 | 营养不良、慢性酒精中毒、病毒性肝炎、肠道感染、毒物作用等 |
|---|---|
| 症状表现 | **肝硬化早期：** 食欲不振、乏力、恶心、厌油、肝区不适<br>**肝硬化晚期：** 上述早期症状加剧，易出现齿龈出血、鼻出血、紫癜、胃肠道出血等 |
| 多发人群 | 肝炎病毒感染者、肝脏瘀血者、长期酗酒者、代谢紊乱者 |

## 西医这样诊断肝硬化

西医对于肝硬化的诊断，主要是通过影像检查来确定，患者需要检查的项目有肝脏穿刺、肝胆超声波或 CT 等。

## 中医这样看肝硬化

肝硬化在中医上属于"积聚""臌胀"病的范畴，"黄疸"中也有肝硬化的存在。肝硬化晚期会出现腹水。

肝硬化的发病原因，中医认为：饮食失节，伤及脾胃，致使脾胃气虚；饮酒过量，脏腑失和，湿浊内生，使肝阴亏损；外感湿热，入侵人体，耗损气血，人体气血不足，肝失所养，就会出现问题；精神紧张、烦恼郁闷导致肝脏疏泄功能失调，气滞血瘀，是导致肝硬化的罪魁祸首。

## 中医这样调治肝硬化

中医调治肝硬化以服药为主，也应配合针灸调理。由于肝硬化的主要原因是气滞血瘀，所以在防治上也要以益气活血、滋阴降火为主。如果患者出现腹水、黄疸及出血症状时，需要服用清肝利胆、退黄、祛湿消肿、滋阴止血的药物。

## 蜘蛛痣：表明肝功能减退

蜘蛛痣的出现有时候可以表明肝功能减退，但女性月经期或妊娠期也可能出现皮肤动脉扩张，另外长期风吹日晒、大量饮酒，或者缺乏营养的人也会长出蜘蛛痣。

## 饮食以易消化的食物为主

由于肝硬化患者的消化功能不佳，肠道蠕动减缓，容易出现胀气，所以，饮食应以易消化的食物为主，还要注意适当补充脂肪、维生素、蛋白质和矿物质。若患者的肝脏功能明显减退，蛋白质的摄入量也要相应减少。

## 腹水患者要避免寒湿

肝硬化患者发展到晚期多有腹水，所以要尽量避免寒湿入侵加重腹水。坚持少盐饮食能够起到祛湿利尿的作用，从而减少腹水。

## 休息好至关重要

休息对于肝硬化患者很重要，病情较轻的患者可适当从事一些劳动强度不大的工作，从而促进新陈代谢。而病情较严重的人最好要多休息。

### 宜吃食物

大豆　　面条　　鸭肉　　莲藕

保护肝细胞的自由基，能有效地促进蛋白质的合成，促进肝细胞的修复与再生。

### 忌吃食物

生硬食物　　麻辣刺激食物

此类食物容易引起上消化道出血。

**特效小偏方**

**南瓜蒂山药汤：疏肝理气**

取南瓜蒂、山药各10克，焙干，研末，温开水送服，每服1克，每日3次。

## 运动调理

1 散步。先在室内散步，逐步在室外散步，散步时间以20分钟为宜。

2 打太极拳。使全身的血液循环、气机运行更平顺，有利于呵护肝脏。

3 慢跑。有助于促进肝脏细胞的修复。

4 骑自行车。使血液加速循环，保护肝脏。

## 按摩调理

用手掌缓缓按摩期门穴，按摩3~5秒钟之后吐气，吐气时放手，吸气时再刺激穴位；如此反复，有酸麻的感觉即可。

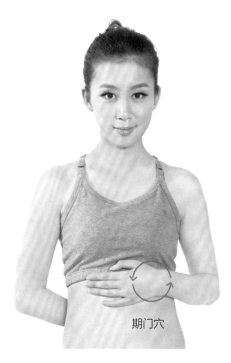

期门穴

# 夏枯草瘦肉汤

清肝散结，降脂减肥

**材料** 夏枯草 20 克，瘦猪肉 50 克，胡萝卜 100 克，盐适量。

**做法**

❶ 夏枯草洗净，待用；胡萝卜去皮，切块。

❷ 猪肉洗净，切片。

❸ 上述材料一起放入锅内，加盖，大火煮沸后，小火煲至猪肉熟烂，加盐调味即可。

**功效** 该汤含有丰富的蛋白质、维生素 $B_1$、维生素 $B_2$、钙、磷、锌等多种营养素，有清肝散结、降脂减肥的功效。

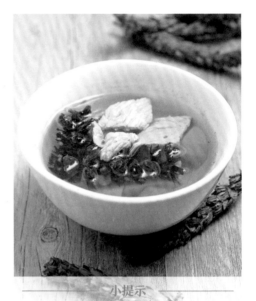

小提示

夏枯草忌铁，所以不能用铁器烹调

# 鲫鱼汤

利湿、消水

**材料** 净鲫鱼 1 条，姜片、蒜粒、葱段各 5 克，盐 2 克，植物油适量。

**做法**

❶ 锅内倒入少量植物油烧热，放入鲫鱼稍煎至鱼肉变色，倒入适量清水，加姜片和蒜粒。

❷ 盖上锅盖，大火煮沸后，转中火炖20 分钟，至汤呈奶白色。

❸ 撒上葱段，盐量根据个人情况可最后放。

**功效** 利湿、消水，对食欲不振、大便稀溏的腹水患者尤其适用。

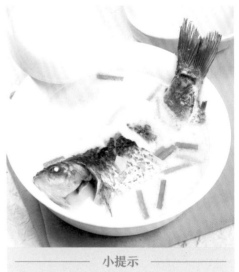

小提示

放入锅中的水必须用煮开的滚水，如果加入冷水就很难煲出奶白色汤汁

# 肝肿瘤：定期做检查最重要

肝肿瘤可以分为良性和恶性。良性肝肿瘤虽然不会对身体造成太大伤害，但是如果不及时调理也会恶化；而恶性肝肿瘤只要积极调治，还是可以达到理想效果的。

| 病因 | 病毒性肝炎、酗酒、长期进食霉变食物、含亚硝胺食物、微量元素硒缺乏等 |
|---|---|
| 症状表现 | 肝区疼痛、食欲减退、腹胀、恶心、呕吐、腹泻、乏力、消瘦、发热等 |
| 多发人群 | 烟酒一族、中老年人 |

## 良性肝肿瘤和恶性肝肿瘤的区别

**良性肝肿瘤：**主要发生在肝细胞索、胆管上皮、血管或其他中胚层组织中，肝血管瘤、肝囊肿、局部结节性增生、肝腺瘤等都是良性肝肿瘤。

**恶性肝肿瘤：**肝癌或其他癌症转移过来的，如乳腺癌转移到肝脏成为肝肿瘤。

## 确诊肝肿瘤需要做哪些检查

西医对于肝肿瘤的确诊需要借助医疗器械，比如，通常情形下，肝血管瘤和肝囊肿没有明显症状。要确定是否患有肿瘤，必须首先通过肝部超声波或 CT 等影像学检查。

## 中医这样调理肝肿瘤

中医上将肝肿瘤的发病原因归纳为三点："气血瘀阻""痰湿"及"脾胃气虚"。如果感觉上腹部胀满，按起来疼痛且摸起来会有硬鼓鼓的东西，另外口干口苦、大便干燥、小便色深黄，这是"气血瘀阻"型肝肿瘤。中医调理时以清肝解毒、活血化瘀为主。

## 注意营养均衡

肝肿瘤患者要注意均衡营养，营养均衡能为肝脏提供能量，而生冷食物不仅会伤及脾胃，也会使气血不通，刺激肝脏。辛辣燥热食物，则容易引起出血。

## 避免情绪波动

保持乐观的精神状态，应尽量避免或减少引起情绪波动的各种刺激活动。

## 不要过度劳累

过度的脑力或体力劳动不仅可使肝肿瘤患者机体的抵抗力降低，促使肝肿瘤的复发或转移，而且可加重肝功损害，导致病情恶化。

## 丢掉不良习惯

戒除不良的生活方式或习惯：忌烟忌酒，不吃霉变的粮食，少吃腌制、肉制品等；避免感染乙肝和丙肝。

## 宜吃食物

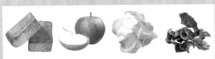

豆制品　苹果　菜花　黑木耳

有效呵护肝脏，帮助肝脏排毒，减少代谢产物和毒素对肝脏的损害。

## 忌吃食物：

酒　　肥肉　　巧克力

过量的吃这些食物有导致癌症的可能性，不利于呵护肝脏健康。

### 特效小偏方

#### 郁金药浴包：
#### 疏肝解郁，活血益气

取郁金、桃仁、柴胡、牡丹皮、香附、当归、石菖蒲各 12 克，薰衣草精油 10 滴。将上述药材磨成粉末，分别装入两个药袋中。泡澡时，取一包放入浴缸或者浴盆中，用热水浸泡 5 分钟左右，然后加适宜温度的水，滴入精油，搅拌均匀，即可泡澡。沐浴时间不要过长，20 分钟左右为宜。

## 运动调理

1 走路、慢跑。坚持有氧运动，可以呵护肝细胞，有助于肝病的防治与调理。

2 打羽毛球、乒乓球。寓乐于锻炼中，使患者身心轻松。

3 做瑜伽。有助于呵护患者身心健康。

## 按摩调理

两手拇指同时按揉两侧太冲穴 1 分钟。

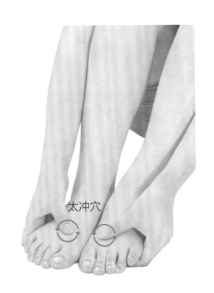

太冲穴

# 山药扁豆粥

健脾化湿，护肝

**材料** 怀山药 30 克，扁豆 10 克，粳米 100 克。

**做法**

❶ 将山药洗净去皮切片。

❷ 扁豆煮至半熟后，加入粳米、山药煮成粥。

**功效** 用于肝肿瘤患者易发的脾虚、泄泻等症。

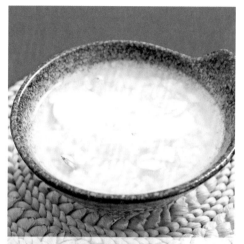

———— 小提示 ————

扁豆生食容易中毒，所以一定要多煮一会儿

# 肉丝烧金针菇

抗菌消炎，抗肿瘤

**材料** 猪里脊肉 200 克，水发金针菇 300 克，食用油 20 毫升，香油、料酒各 30 毫升，白醋、酱油各 15 毫升，盐、味精各 8 克，高汤、葱丝、姜丝、水淀粉各适量。

**做法**

❶ 猪肉切成丝；金针菇洗净，切段。

❷ 炒锅烧热，加食用油，投入肉丝煸炒至变色，下葱丝、姜丝爆香，烹料酒、白醋，加酱油，再下入金针菇。

❸ 翻炒片刻，添加少许高汤，加盐、味精调好口味，用水淀粉勾薄芡，淋香油，出锅装盘即可。

**功效** 消除重金属盐类物质，抗肿瘤。

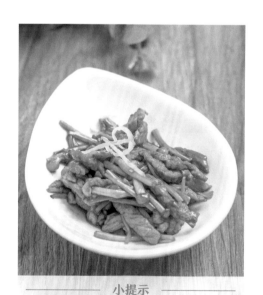

———— 小提示 ————

金针菇煸炒后，添少许高汤，需煨制熟透，再调口味

# 肝癌：危险的"杀手"

肝癌是指发生在肝脏的恶性肿瘤。目前，我国肝癌发病人数占到全球的半数以上，已经成为严重威胁我国人民健康和生命的危险"杀手"，其严重性不容小觑。

| 病因 | 抽烟、喝酒，以及病毒、化学物质甚至药物都会诱发肝癌 |
| --- | --- |
| 症状表现 | 腹部肝区疼痛，食欲不振，发热、腹水或者门静脉高压引发出血症状 |
| 多发人群 | 男性、中年人、肝硬化患者 |

## 西医如何确诊肝癌

西医认为，大部分的肝癌可以通过影像学检查和血测定甲胎蛋白确诊，而有些患者还需要借助超声波引导下肝脏穿刺活组织检查才能确诊。

## 中医这样调理肝癌

中医学认为，肝癌主要分为"气血瘀阻""肝郁脾虚""肝胆火热""气阴两虚""肝阴虚弱"等类型。中医对于肝癌的调理以服药为主，也可以配合针灸调理。调治时，应以活血益气、疏肝解郁、祛湿化瘀、健脾养胃、清热解毒为主。

## 饮食宜清淡

肝癌患者常有消化不良的情形，因此平时要多吃一些容易消化的食物。过寒过热的食物容易刺激脾胃，影响消化，不但不利于肝脏健康，还会使脾胃受损。

## 坏情绪是隐形杀手

肝癌患者得知自己的病情后容易情绪低落，而中医认为，不良情绪可能会导致肝失去调节功能，气血流通不畅，体内毒素恶化的速度也会加快，这些都不利于肝癌调理。因此，肝癌患者要保持乐观积极的态度，要以平常心接受调理。

### 宜吃食物

薏米　　海带　　鹌鹑蛋　　山楂

这些食物能增强身体免疫功能，有助于身体的康复。

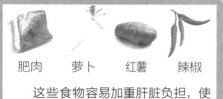

## 忌吃食物

肥肉　　萝卜　　红薯　　辣椒

这些食物容易加重肝脏负担，使病情更加严重。

特效小偏方

**藕汁炖鸡蛋：止血，止痛，化瘀**

藕汁 30 毫升，鸡蛋 1 个，冰糖少许。鸡蛋打开搅匀后加入藕汁，拌匀后加少许冰糖蒸熟即可。

## 运动调理

**第一阶段：** 卧床的肝癌患者可做一些不费太多力气的简单动作或卧位气功锻炼。

**第二阶段：** 当肝癌患者能够起床活动时，可以适当地进行散步、站位气功等运动锻炼，增加运动强度，为恢复正常活动制造条件。

**第三阶段：** 当肝癌患者不用卧床休息时，可以逐步增加运动量，延长散步的间隔，打打太极拳等，以增强体质。

## 按摩调理

用拇指轻轻按揉胃俞、大肠俞穴，以有酸胀感为度，每次每穴按摩10~15 分钟，长期坚持。

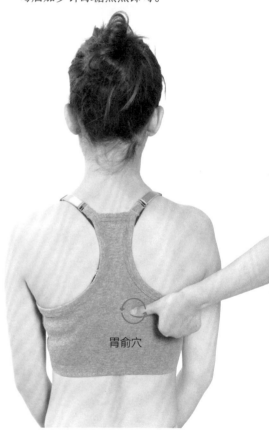

胃俞穴

# 香菇炒西蓝花

**防治肝癌**

**材料** 鲜嫩西蓝花 300 克，香菇 50 克，盐、味精、胡椒粉各适量。

**做法**

❶ 将西蓝花洗净，撕小朵；用热水将香菇泡软，洗净后挤干水分，切成片。

❷ 将西蓝花、香菇同时放入沸水中焯烫 3~5 分钟，马上捞出。

❸ 锅中放油烧热，依次放入香菇、西蓝花、盐、味精和胡椒粉炒匀，出锅即成。

**功效** 西蓝花营养成分齐全，富含多种维生素、多种矿物质及丰富的叶酸，具有较强的美容作用，还可以预防肝癌的发生。

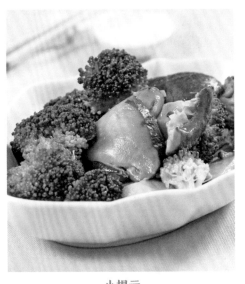

——— 小提示 ———

挑选西蓝花时，手感越重的，质量越好

# 养肝汤

**理气化痰，疏肝健脾**

**材料** 佛手 30 克，天冬 20 克，党参 10 克，蜜枣 1 枚，火腿片、葱、姜、食盐、香油各适量。

**做法**

❶ 将佛手、天冬、党参、蜜枣放入药袋中备用；葱切段，姜切片。

❷ 锅中加入适量清水，将药袋放入水中，用大火煮沸，再用小火煮 1 小时左右，拿出药袋。

❸ 把火腿片、姜片放入药汁中，用大火煮熟后，加入食盐和香油即可。

**功效** 舒畅肝气、益气活血，可以缓解肝癌患者消化不良的症状。

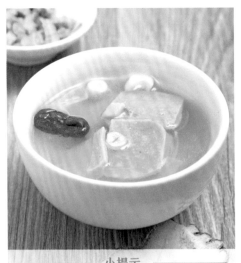

——— 小提示 ———

容易拉肚子的患者可加入适量茯苓，便秘的人则要加决明子

# 附录 ｜ 只有医生知道的养肝中成药

## 柴胡舒肝丸

**主要成分**

柴胡、香附、青皮、白芍、枳壳、厚朴、槟榔、大黄、六神曲、茯苓、豆蔻、甘草、桔梗、山楂、防风、紫苏梗等

**养肝功效**

疏肝理气，消胀止痛

**对症养肝**

主治肝气不舒、胸胁憋闷、食滞、呕吐酸水

## 舒肝丸

**主要成分**

川楝子、延胡索、白芍、片姜黄、木香、沉香、豆蔻仁、砂仁、厚朴、陈皮、枳壳、茯苓、朱砂等

**养肝功效**

疏肝理气，和胃止痛

**对症养肝**

适用于肝气郁滞、胃失和降。症见胁肋胀满疼痛，或胃脘胀痛、不思饮食、呕吐酸水

## 龙胆泻肝丸

**主要成分**

龙胆草、黄芩、栀子、泽泻、木通、车前子、当归、生地、柴胡等

**养肝功效**

清肝胆，利湿热

**对症养肝**

用于肝胆湿热、头晕目赤、胁痛口苦、尿赤涩痛、湿热带下

## 逍遥丸

**主要成分**

柴胡、当归、白芍、白术、茯苓、薄荷等

**养肝功效**

疏肝健脾，养血调经

**对症养肝**

用于肝气不疏、胸胁胀满、头晕目眩、食欲缺乏、月经不调、乳腺增生

## 沉香舒气丸

### 主要成分

木香、砂仁、沉香、青皮、厚朴、香附、乌药、枳壳、草果仁、豆蔻、郁金、延胡索、五灵脂、柴胡、山楂、槟榔、甘草等

### 养肝功效

疏肝和胃，止痛

### 对症养肝

主治肝郁气滞、肝胃不和引起的胃脘胀痛、两胁胀满疼痛或刺痛、烦躁易怒、饮食无味、呕吐酸水、周身窜痛等

## 清心明目上清丸

### 主要成分

黄连、黄芩、栀子、连翘、石膏、熟大黄、车前子、天花粉、玄参、麦冬、菊花、荆芥、蝉蜕、薄荷、当归、赤芍、陈皮、枳壳、桔梗、甘草等

### 养肝功效

清热散风，明目止痛

### 对症养肝

用于肝经素有伏热、风热上攻。症见眼睛红肿痛痒、热泪昏花、畏光、头目眩晕、烦躁口渴、大便干燥等

## 杞菊地黄丸

### 主要成分

熟地黄、酒萸肉、牡丹皮、山药、茯苓、泽泻、枸杞子、菊花

### 养肝功效

滋补肝肾，益精明目

### 对症养肝

主治肝肾两虚。症见头晕目眩、视物昏暗、两目干涩、腰膝酸软

## 眩晕宁颗粒

### 主要成分

陈皮、半夏、茯苓、甘草、白术、泽泻、女贞子、墨旱莲、牛膝、菊花等

### 养肝功效

健脾利湿，益肝补肾

### 对症养肝

用于痰湿中阻引起的头昏、头晕